Das HER2-positive metastasierte Mammakarzinom – Aktuelle Behandlungskonzepte

UNI-MED

UNI-MED Verlag AG
Bremen - London - Boston

Welslau, Manfred:
Das HER2-positive metastasierte Mammakarzinom – Aktuelle Behandlungskonzepte/Manfred Welslau.–
1. Auflage - Bremen: UNI-MED, 2023
(UNI-MED SCIENCE)
ISBN 978-3-8374-2445-4

Printed in Europe

Die Erkenntnisse der Medizin unterliegen einem ständigen Wandel durch Forschung und klinische Erfahrungen. Die Autoren dieses Werkes haben große Sorgfalt darauf verwendet, dass die gemachten Angaben dem derzeitigen Wissensstand entsprechen. Das entbindet den Benutzer aber nicht von der Verpflichtung, seine Diagnostik und Therapie in eigener Verantwortung zu bestimmen.

Geschützte Warennamen (Warenzeichen) werden nicht besonders kenntlich gemacht. Aus dem Fehlen eines solchen Hinweises kann also nicht geschlossen werden, dass es sich um einen freien Warennamen handele.

UNI-MED. Die beste Medizin.

In der Reihe UNI-MED SCIENCE werden aktuelle Forschungsergebnisse zur Diagnostik und Therapie wichtiger Erkrankungen "state of the art" dargestellt. Die Publikationen zeichnen sich durch höchste wissenschaftliche Kompetenz und anspruchsvolle Präsentation aus. Die Autoren sind Meinungsbildner auf ihren Fachgebieten.

Der Verlag dankt der Firma Seagen Germany GmbH für die Unterstützung der Produktion dieser Auflage. Der Verlag versichert, dass der Industriepartner keinerlei Einflussnahme auf den Inhalt des Buches, insbesondere auch nicht auf Therapieempfehlungen, nehmen konnte.

Vorwort und Danksagung

Mit der Entwicklung von modernen zielgerichteten Therapien gegen den HER2/neu-Rezeptor ist es in den letzten 25 Jahren gelungen, aus einer prognostisch ungünstigen Situation des metastasierten Mammakarzinoms eine günstigere Situation zu erreichen. Auch wenn eine Heilung in der Regel nicht gelingt, so wird die Erkrankung chronifiziert und die Patienten können heute oft viele Jahre bei guter Lebensqualität mit der Erkrankung leben, ihrem Beruf nachgehen, ihre Kinder versorgen und Ziele erreichen. Auch die Hirnmetastasierung, die bei diesem biologischen Subtyp häufiger auftritt, kann durch neue medikamentöse Therapien immer besser behandelt werden. Die Entwicklung der gegen HER2/neu gerichteten Medikamente ist eine Erfolgsgeschichte, die mittlerweile viele Tausend Menschenlebensjahre bewahrt hat. Dennoch brauchen die Patienten eine professionelle Betreuung und ein strukturiertes Therapiemanagement. Kurz, wir – das onkologische Fachpersonal – müssen uns um sie kümmern und dazu gehört auch, das Wissen um die Substanzen und den Umgang mit den modernen Arzneimitteln zu kennen. Das Ziel dieses Lehrbuches ist es, dazu beizutragen.

Aschaffenburg, im November 2022 *Manfred Welslau*

Autoren

Dr. med. Manfred Welslau
Medizinische Klinik IV
Klinikum Aschaffenburg
Am Hasenkopf 1
63739 Aschaffenburg

Claudia Wenzel
Schneebergstr. 32
63739 Aschaffenburg

Inhaltsverzeichnis

1. Einleitung 10

2. Basiswissen 12

2.1. Entdeckung von HER2/neu ... 12
2.2. Epidemiologie ... 12
2.3. Biologische Grundlagen des HER2/neu-Rezeptors ... 13
2.3.1. Molekularbiologische Struktur ... 13
2.3.2. Einfluss von HER2/neu auf den Erkrankungsverlauf und klinische Besonderheiten ... 14
2.4. Metastasierungsverhalten ... 15
2.4.1. Metastasierungsmuster ... 15
2.4.2. Problematik der ZNS-Metastasierung ... 15
2.5. Diagnostik ... 16
2.5.1. Invasiv und nichtinvasiv ... 16
2.5.2. Histopathologische Diagnostik ... 16
2.6. Literatur ... 17

3. Prinzipien der Anti-HER2-Therapie beim mBC 20

3.1. Trastuzumab ... 20
3.2. Pertuzumab ... 24
3.3. Trastuzumab Emtansin (T-DM1) ... 25
3.4. Trastuzumab-Deruxtecan (T-DXd) ... 28
3.5. Lapatinib ... 32
3.6. Tucatinib ... 35
3.7. Der neue Behandlungsalgorithmus 2022 ... 37
3.8. Literatur ... 38

4. Lebensqualität bei Patientinnen mit HER2/neu-positivem mBC 42

4.1. Patient Reported Outcomes (PRO) ... 42
4.2. Onko-Coaching ... 42
4.3. Digitale Gesundheitsapplikationen (DiGAs) ... 43
4.4. Palliativversorgung ... 45
4.5. Hirnmetastasen ... 45
4.6. Knochenmetastasen ... 46
4.7. Literatur ... 46

5. Forschung und Ausblick 48

5.1. Ausblick zu T-DXd ... 48
5.2. Ausblick zu Tucatinib ... 50
5.3. Weiterer Ausblick ... 50
5.4. Literatur ... 50

Index 54

Einleitung

1. Einleitung

Die ersten Wirksamkeitsdaten von Trastuzumab haben einen Paradigmenwechsel in der Behandlung des fortgeschrittenen HER2/neu-positiven Mammakarzinoms eingeleitet. Nach der Entschlüsselung der Struktur der HER-Familie konnten auf dem Boden dieses Erfolges im Verlauf der letzten fast 25 Jahre weitere Medikamente in klinischen Studien überzeugen. Somit ist aus einer prognostisch ungünstigeren Subgruppe nunmehr durch die Behandlungsmöglichkeiten eine erhebliche Verlängerung des Überlebens und eine erhebliche Verbesserung der Lebensqualität für Patienten mit einer metastasierten Brustkrebserkrankung erreicht worden. Auch wenn wir weiterhin keine Heilungen erzielen können, so können Patienten doch mittlerweile viele Jahre ein nahezu normales Leben mit dieser Erkrankung führen.

Basiswissen

2. Basiswissen

2.1. Entdeckung von HER2/neu

Zu Beginn der 80er Jahre hat Weinberg eine Methode erarbeitet, um krebsauslösende Gene aus Krebszellen zu isolieren. Dadurch konnten viele Onkogene in kürzester Zeit identifiziert werden. Unter anderem entdeckte man das *Neu*-Onkogen, das anders als bereits bekannte Onkogene wie beispielsweise *Ras* nicht intrazellulär zu finden ist, sondern an der Zellmembran haftet. Durch dessen Position und seine lange, überstehende Fragment-Größe ist es für verschiedene Wirkstoffe wie z.B. Antikörper gut erreichbar. Trotz vorhandenem *Neu*-bindenden Antikörper wurde der therapeutische Nutzen zu dieser Zeit nicht erkannt und so gerieten die Erkenntnisse über dieses Onkogen bereits kurz nach dessen Entdeckung und der Herstellung eines korrelierenden Antikörpers in den Hintergrund und sogar bis zur Entdeckung des menschlichen Homologons im Sommer des Jahres 1984 durch Axel Ullrich in Vergessenheit. Aufgrund der Analogie zu dem Humanen Epidermalen Wachstumsfaktor-Rezeptor (HER) wurde dieser HER2/*neu* betitelt und stand nun im Fokus der Medikamentenentwicklung. In Kooperation mit Dennis Slamon wurde die Überexpression von HER2 in einigen Mammakarzinomproben nachgewiesen, wodurch die Unterteilung von HER2-negativen und HER2-positiven Tumorgeweben ermöglicht wurde. Weitere Beobachtungen zeigten, dass Brustkrebstumore, die das HER2-Onkogen exprimierten, allgemein aggressiver waren und stärker metastasierten, wodurch dies mit einer wesentlich schlechteren Prognose in Verbindung gebracht wurde. Von dieser Erkenntnis angetrieben wurden weitere Experimente forciert, um die Auswirkung der Repression des Signals zur HER2-Überexpression auf Krebszellen zu erforschen. Nach erfolgreichen Experimenten in Mäusen, die mit HER2-überexprimierten Tumoren versehen und dann mit HER2-Antikörpern behandelt wurden, wurde in einer weiteren Kooperation von Slamon, Shepard und Carter der HER2-Antikörper humanisiert. 1990 kam dieser erstmalig in einer klinischen Studie zum Einsatz und er wird auch heute noch erfolgreich unter dem Handelsnamen Herceptin® – mit dem Wirkstoff Trastuzumab – bei der Behandlung des HER2/neu-positiven Mammakarzinoms eingesetzt. Der Erfolg der Trastuzumab-Therapie war Ansporn für die Weiterentwicklung weiterer gegen HER2/neu gerichteten Therapien, auf die im späteren Verlauf noch genauer eingegangen wird [1].

2.2. Epidemiologie

Weltweit wurden im Jahr 2020 laut der *World Health Organization* (WHO) bei rund 2,3 Millionen Frauen Brustkrebs diagnostiziert und rund 685.000 Personen starben in jenem Jahr an dieser Erkrankung. Mit circa 7,8 Millionen Frauen, bei denen in den letzten 5 Jahren ein Mammakarzinom entdeckt wurde, ist Brustkrebs die häufigste Krebserkrankung der Frau [2].

Circa 15-20 % aller Brustkrebstumore überexprimieren dabei den humanen epidermalen Wachstumsfaktor-Rezeptors 2 (HER2), der relevant für die Wahl der richtigen Behandlung von Brustkrebspatientinnen ist [3].

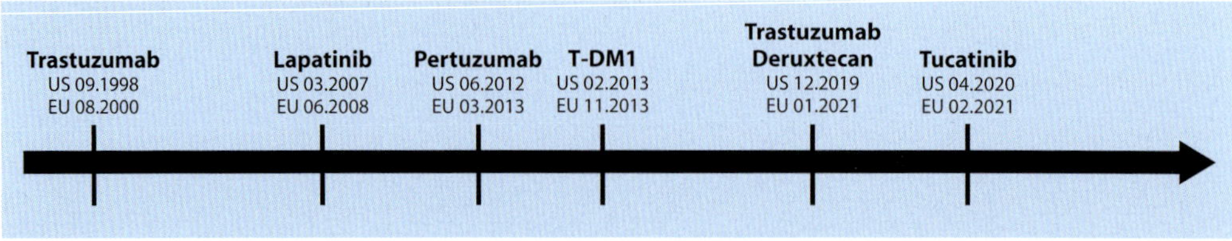

Abb. 2.1: Chronologische Entwicklung und Zulassung gegen HER2/neu gerichteter Medikamente.

Inzidenz		
	2018	Prognose für 2022
Neuerkrankungen	69.900	66.800
Rohe Inzidenz/ 100.000 Personen	166,4	158
Mittleres Erkrankungsalter	64 J.	
Luminal B-like (HER2+) (2004-2015)	59 J.	
HER2+ non-luminal (2004-2015)	58,6 J.	
Mortalität		
	2018	2019
Sterbefälle	18.591	18.519
Standardisierte Mortalität	22,8	22,3
Rohe Mortalität/ 100.000 Personen	44,3	44
Mittleres Sterbealter	76 J.	76 J.
Überlebensrate		
	5 Jahre	10 Jahre
Absolut (2017-2018)	79 (77-81)	67 (63-69)
Relativ (2017-2018)	88 (86-89)	83 (79-85)

Tab. 2.1: Brustkrebs – Erkrankungsinzidenz in Deutschland im Jahr 2018 [4].

Bei der Diagnosestellung sind bereits einige Patienten in einem metastasierten Stadium der Erkrankung (UICC Stadium IV). Die meisten Patienten erkranken jedoch erst im Verlauf mit der Entwicklung von Fernmetastasen.

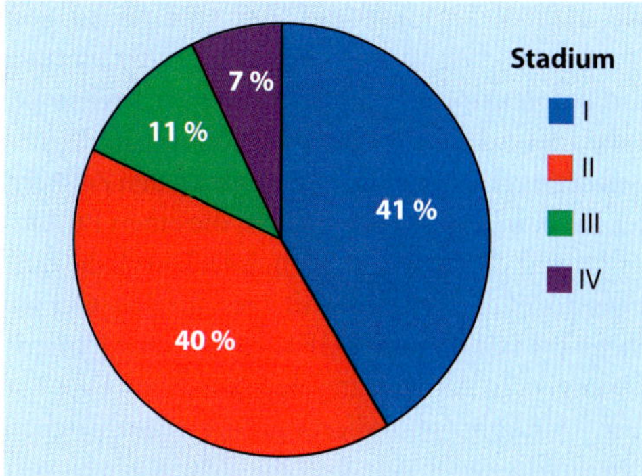

Abb. 2.2: Gesamte Stadienverteilung nach UICC in Deutschland (mod. n. [4]).

2.3. Biologische Grundlagen des HER2/neu-Rezeptors

2.3.1. Molekularbiologische Struktur

Der humane epidermale Wachstumsfaktor-Rezeptor 2 (*human epidermal growth factor receptor 2*), kurz HER2, gehört den EGF-Rezeptoren an und kann bei Aktivierung über den RAS-MAP-Kinase-Weg die Zellproliferation stimulieren oder den programmierten Zelltod über den mTOR-Signalweg hemmen.

Der Rezeptor besteht im groben aus drei Bestandteilen: einer extrazellulären Ligandenbindungsdomäne, einer Transmembrandomäne und einer intrazellulären Tyrosinkinasedomäne mit ATP-Bindestelle (☞ Abb. 2.3).

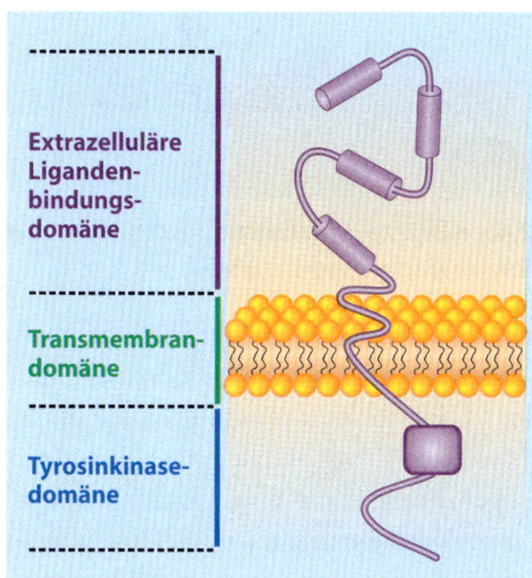

Abb. 2.3: Struktur des HER2/neu-Rezeptors (mod. n. [5]).

Die HER-Rezeptoren auf der Oberfläche von Brustkrebszellen steuern über ihre Aktivierung durch Botenstoffe die Proliferation der Krebszelle, sodass bei einer Aktivierung der Rezeptoren Signale über eine Transduktionskaskade an den Zellkern der Krebszelle gesendet werden, die einen Proliferationsreiz darstellen (☞ Abb. 2.4). Durch die Bindung des EGF-Rezeptors mit *Transforming Growth Factor* α (TGFα) oder EGF kommt es zur Dimerisierung, ergo Aktivierung des Rezeptors. Dies hat eine Autophosphorylierung der intrinsischen Tyrosinkinasedomäne und die Rekrutierung verschiedener Signalmoleküle ins Zellinnere zur Folge. Diese Signaltransduktion kann über verschiedene Proteine und Wege erfolgen. So stimuliert HER2 bei Aktivierung des RAS-MAP-Kinase-Weges die Zellproliferation. Dieser Signalweg ist bei 30 % aller Krebsarten hyperaktiviert. Dabei kommt es beim MAP-Kinase-Signalweg zu einer Phosphorylierungskaskade von drei verschiedenen MAP-Kinasen, die letztendlich die Transkription und damit die Zellproliferation stimulieren.

Außerdem wird durch die Autophosphorylierung mTOR aktiviert, was zu einer Hemmung der Apoptose führt.

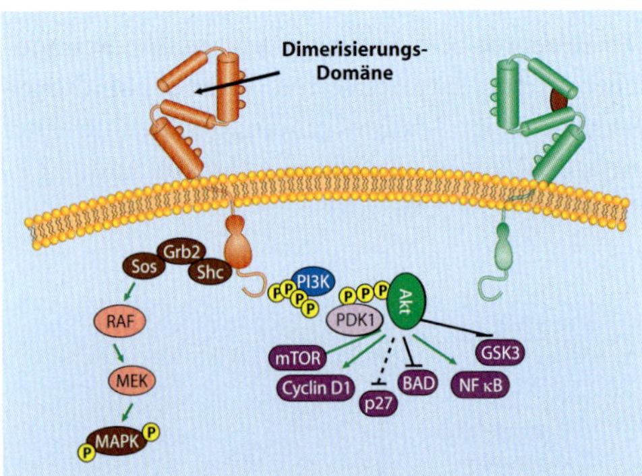

Abb. 2.4: HER2/neu-Aktivierung und intrazelluläre Reaktionskaskaden (mod. n. [6-9]).

Schon in den 80er Jahren zeigten wissenschaftliche Studien, dass eine Überexpression einer Subgruppe der HER-Rezeptorenfamilie, nämlich das HER2/neu, ein Prognosefaktor bei Brustkrebs ist. Diejenigen Frauen, die eine Überexpression, das heißt eine Vermehrung von HER2/neu-Rezeptoren auf der Krebszelloberfläche hatten, hatten eine deutlich schlechtere Prognose hinsichtlich des Überlebens ihrer Erkrankung. Folglich ist die Überexpression von HER2/neu bei Brustkrebs mit einer schlechteren Prognose verbunden. 1981 gelang es erstmals den murinen HER2/neu-Rezeptor darzustellen. In den Folgejahren wurden dann immunhistochemische Färbetechniken entwickelt, um auch beim Menschen den HER2/neu-Rezeptor auf der Oberfläche von Krebszellen zu ermitteln. Die Untersuchungen im Folgenden zeigten, dass etwa 15-20 % der Brustkrebspatientinnen eine große Dichte von HER2/neu-Rezeptoren auf der Zelloberfläche besaßen. Der Brustkrebs dieser Frauen wurde dann als HER2/neu-überexprimiert bezeichnet. Dabei wurde ebenfalls festgestellt, dass eine besonders starke Stimulation der Proliferation der Brustkrebszellen durch eine Dimerisierung der Rezeptoren HER2/neu und HER3/neu auf der Zelloberfläche stattfindet. Eine Dimerisierung ist die Vereinigung der Rezeptoren auf der Zelloberfläche, die durch die Stimulation durch einen Botenstoff ausgelöst wird. In der logischen Schlussfolgerung der Erkenntnisse haben Wissenschaftler dann versucht, monoklonale Antikörper gegen HER2/neu zu entwickeln, was ihnen 1990 das erste Mal gelang. 1993 konnte in einer größeren Studie die klinische Wirksamkeit des Antikörpers dargestellt werden [10].

2.3.2. Einfluss von HER2/neu auf den Erkrankungsverlauf und klinische Besonderheiten

Bereits 1987 konnte nach der Entdeckung des HER2/neu-Rezeptors gezeigt werden, dass Patienten, die eine hohe Rezeptordichte auf der Zelloberfläche haben, einen ungünstigeren Krankheitsverlauf zeigten. Hierbei wurden hunderte von Gewebeproben von Frauen mit metastasiertem Brustkrebs analysiert. Dabei zeigte sich, dass die Prognose bei solchen Patientinnen, die einen hohen Rezeptorbesatz aufwiesen, deutlich ungünstiger war, einen aggressiveren Krankheitsverlauf zeigten und früher verstarben. Nach dieser Erkenntnis versuchten die Forscher Axel Ullrich und Dennis Slamon gemeinsam eine zielgerichtete Therapie gegen den HER2/neu-Rezeptor zu entwickeln.

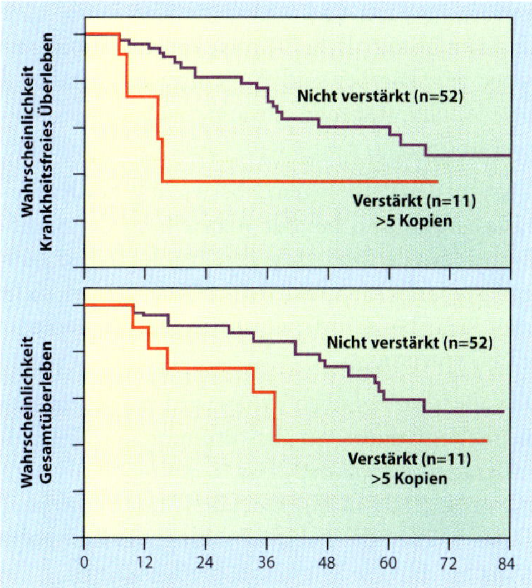

Abb. 2.5: Krankheitsfreies Überleben und Gesamtüberleben von HER2/neu-positiven vs HER2/neu-negativen Patientinnen (mod. n. [11]).

Patientinnen, die einen HER2/neu-positiven metastasierten Brustkrebs aufweisen, haben ohne den Einfluss einer Therapie auf den HER2/neu-Rezeptor häufiger viszerale Metastasen und insbesondere im Verlauf ihrer Erkrankung Hirnmetastasen. Dies hat einen ungünstigen Einfluss auf die Überlebenszeit.

2.4. Metastasierungsverhalten

2.4.1. Metastasierungsmuster

Vor Einführung der adjuvanten Therapie mit Trastuzumab war bekannt, dass das HER2/neu-positive Mammakarzinom frühzeitiger nach Auftritt der Primärerkrankung metastasiert, wobei das Metastasierungsmuster häufiger viszerale Metastasen zeigte als das Östrogenrezeptor-positive Mammakarzinom, welches häufiger Knochenmetastasen im Falle einer Metastasierung aufwies.

2.4.2. Problematik der ZNS-Metastasierung

Das HER2/neu-positive Mammakarzinom neigt außerdem zu einer Metastasierung im Neurokranium. Dies kann sowohl den primären Ort der Metastasierung darstellen, wobei heute aufgrund der medikamentösen Möglichkeiten in der Erst-, Zweit- und Drittlinientherapie unter dieser Therapie nicht selten und mit zunehmender Linie häufiger eine Hirnmetastasierung auftritt. Dies liegt unter anderem daran, dass viele Medikamente aufgrund ihrer molekularen Struktur offensichtlich das Gehirn weniger gut erreichen. Ob dabei die fehlende Überwindung der Blut-Hirn-Schranke hauptverantwortlich ist, ist Gegenstand weiterer Diskussionen. Jedenfalls ist das Auftreten einer Hirnmetastasierung in späteren Therapielinien ein häufiges Problem, welches zu einer schlechteren Prognose für die Patienten führt.

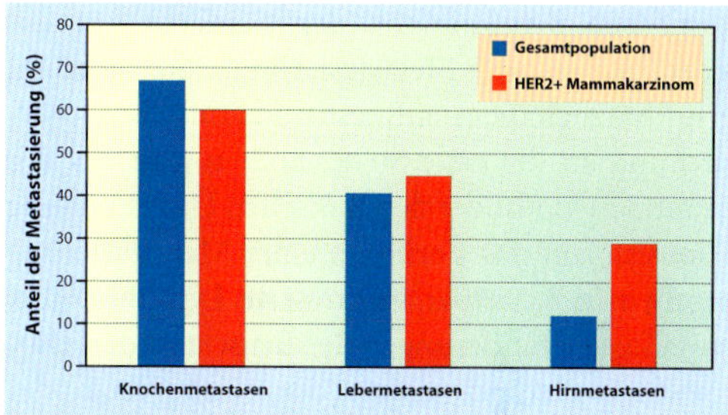

Abb. 2.6: Übersicht über die Metastasierungsorte beim Mammakarzinom – insgesamt und beim HER2+ Mammakarzinom (mod. n. [12]).

Die Häufigkeit der Hirnmetastasierung nimmt mit der Zahl der Therapielinien deutlich zu. Aufgrund der Entwicklung der modernen Krebsmedikamente sind aber auch die medikamentösen therapeutischen Möglichkeiten verbessert worden. Hierbei sind insbesondere die Daten zu Tucatinib in Kombination mit Trastuzumab und Capecitabin aus der HER2CLIMB-Studie zu nennen, sodass aus Autorensicht ein regelmäßiges Screening vorzugsweise mittels einer MRT-Untersuchung des Neurokraniums auf Hirnmetastasen ab der ersten metastasierten Therapielinie sinnvoll erscheint. So können auch schon asymptomatische Hirnmetastasen entdeckt und frühzeitig behandelt werden, um eine weitere Progression und die Entwicklung zu symptomatischen Hirnmetastasen zu verhindern bzw. zu verzögern.

Neben der medikamentösen Therapie sollte bei Auftreten einer Hirnmetastasierung in der interdisziplinären Tumorkonferenz zudem die Möglichkeit lokal-therapeutischer Maßnahmen besprochen werden. Hier gehört neben einer strahlentherapeutischen Beurteilung der Therapiemöglichkeit (Stereotaxie / Cyber-knife / Ganzhirnbestrahlung) auch eine neurochirurgische Expertise.

Eine besondere Stellung mit ungünstiger Prognose und geringer Überlebenszeit nimmt das Auftreten einer *Meningiosis carcinomatosa* ein. Dabei finden sich oft Tumorzellen im *Liquor cerebrospinalis*. Aber auch hier zeichnen sich erste vielversprechende Erfolge durch den Einsatz moderner Substanzen wie Tucatinib ab.

2.5. Diagnostik

2.5.1. Invasiv und nichtinvasiv

In den meisten Fällen ergibt sich aufgrund einer klinischen Symptomatik der Verdacht auf das Vorliegen einer Metastasierung. So gehören grundsätzlich die Anamnese und klinische Untersuchung an die erste Stelle. Sollten sich aus der Anamnese und/oder der klinischen Untersuchung Hinweise auf das Vorliegen einer Metastasierung ergeben (z.B. tastbar vergrößerte Lymphknoten, auffällige Veränderungen der Brust und der Thoraxwand, Veränderungen der Narbe nach der Resektion des Mammakarzinoms, Auffälligkeiten bei der Palpation der Bauchorgane, neurologische Symptome, Schmerzen), sollten zunächst zielgerichtete radiologische und/oder nuklearmedizinische Untersuchungen erfolgen, um den Verdacht zu bestätigen oder auszuschließen.

Bei Bestätigung des Verdachts einer Metastasierung durch die radiologische und/oder nuklearmedizinische Untersuchung sollte soweit möglich und zumutbar eine erneute Biopsie aus einer Metastase erfolgen. Dies ist wichtig, da es beim Mammakarzinom zu einer Veränderung der Tumorbiologie in der Metastasierung gegenüber dem Primärtumor kommen kann.

Die Gewinnung der Histologie sollte möglichst minimalinvasiv erfolgen, z.B. durch eine sonographisch gesteuerte Stanzbiopsie oder eine computertomografisch gesteuerte Feinnadelbiopsie. Das Ergebnis der Biopsie inklusive der Tumorbiologie ist dabei die Grundlage der Wahl der tumorspezifischen Therapie und der Entscheidung, die im interdisziplinären Tumorboard getroffen werden sollte.

2.5.2. Histopathologische Diagnostik

In der Stanzbiopsie der Metastase lässt sich ebenso wie beim Primärtumor der häufigste histologische Typ eines invasiv-ductalen Karzinoms nachweisen. Seltener sind lobuläre Karzinome, danach folgen die tubulären und medullären Karzinome. Alle anderen histologischen Typen kommen noch seltener vor. Hierbei sind 90 % invasiv-ductal und 5 % lobulär, während alle anderen geringprozentual sind.

Es ist für den Pathologen dabei wichtig, bei der Metastasierung und bei der Beurteilung der Stanzbiopsie aus der Metastase den histologischen Ausgangstyps des Mammakarzinoms zu kennen, da in aller Regel bei der Metastase der gleiche histologische Typ vorliegt.

Für alle histologischen Typen wird derzeit ein einheitliches Grading zur Bestimmung des Malignitätsgrades verwendet. Das Grading wird nach Elston und Ellis in allgemein drei Stufen eingeteilt. Dabei werden die Tubulusbildung, die Kernpolymorphie und die Mitoserate berücksichtigt.

Die histopathologische Aufarbeitung erfolgt gemäß der aktuellen S3-Leitlinie. Dabei werden aus dem Stanzzylinder acht Schnittstufen angefertigt, die standardisiert einer Hämatoxylin-Eosin-Färbung unterzogen werden. Es erfolgt dabei auch eine B-Klassifikation entsprechend der nationalen Koordinationsgruppe für Brustpathologie, wobei in der Regel für das metastasierte Mammakarzinom nur die B5-Klasse vorkommt (maligne). Zusätzlich wird am Gewebe die Expression des Östrogenrezeptors, des Progesteronrezeptors und HER2/neu-Rezeptors ermittelt. Dies erfolgt immunhistochemisch, wobei die Rezeptordichte dabei semiquantitativ ermittelt wird. Der Score beim HER2-Rezeptor reicht dabei von 0 bis 3+.

3+ bedeutet dabei eine stark positive Färbung der gesamten Zellmembran von mehr als 10 % der Tumorzelle. Bei einer 2+ Positivität liegt eine unsichere HER2-Überexpression vor (schwache oder mittlere Färbung der gesamten Membran von über 10 % der Tumorzelle). Zur weiteren Sicherstellung der Überexpression wird in diesem Fall eine *in-situ*-Hybridisierung der HER2-Expression durchgeführt. Diese kann entweder mittels Fluoreszenz- (FISH) oder chromogener *in-situ*-Hybridisierung (CISH) durchgeführt werden. Dabei wird ein definierter *Cut-off* beider Untersuchungsmethoden zugrunde gelegt.

Die Gesamtbeurteilung der HER2/neu-Überexpression wird im Befund schriftlich mitgeteilt.

Neu ist die Mitteilung der HER2-low-Expression; diese erfolgt bei HER2 1+-Überexpression sowie

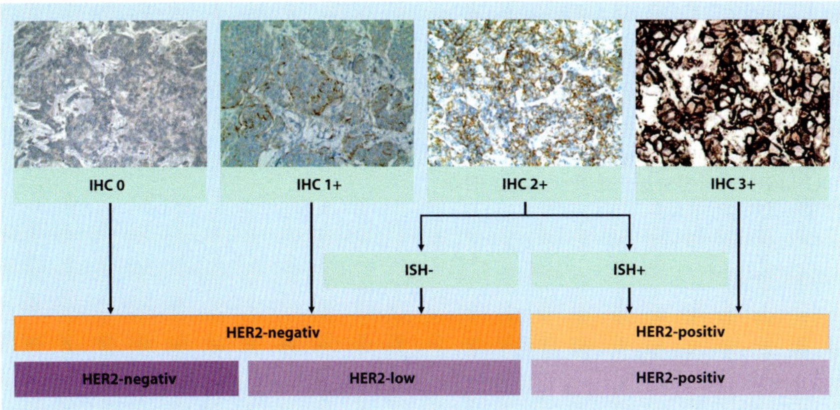

Abb. 2.7: Testung auf HER2-Überexpression [13]. Mit freundlicher Genehmigung. Pathologisches Institut am Klinikum Aschaffenburg, Fr. Dr. Platz-Baudin.

bei HER2 2+-Überexpression und negativem Ergebnis in der FISH- oder CISH-Analyse. Diese Mitteilung ist für die zukünftige Beurteilung einer Therapie mit Trastuzumab-Deruxtecan (T-DXd) wichtig.

In den früheren Studien, die sich mit der Therapie des HER2/neu überexprimierenden Mammakarzinoms beschäftigen, wurde festgestellt, dass es zum Teil große Unterschiede zwischen der Beurteilung des Gewebes durch den lokalen Pathologen und einer zentralen Begutachtung gab. Für die zielgerichtete Therapie des HER2/neu-positiven Mammakarzinoms ist eine sichere pathologische Beurteilung der Rezeptorüberexpression elementar wichtig. In Deutschland und anderen Ländern haben sich in den letzten Jahren Ringversuche etabliert, die dazu geführt haben, dass die Qualität und Sicherheit der Beurteilung deutlich zugenommen hat. Der Behandler kann nur auf dem Boden einer sicheren Diagnose die richtige Therapiewahl treffen [14].

2.6. Literatur

1. Siddhartha Mukherjee. Der König aller Krankheiten. DuMont, Köln 2012

2. Breast cancer, 26 March, 2021 https://www.who.int/news-room/fact-sheets/detail/breast-cancer

3. Lukasiewicz S, Czeczelewski M, Forma A, Baj J, Sitarz R, Stanislawek A. Breast Cancer – Epidemiology, Risk Factors, Classification, Prognostic Markers, and Current Treatment Strategies-An Updated Review. Cancers (Basel). 2021 Aug 25;13(17):4287

4. Krebs in Deutschland für 2017/2018. 13. Ausgabe. Robert Koch-Institut (Hrsg) und die Gesellschaft der epidemiologischen Krebsregister in Deutschland e.V. (Hrsg). Berlin, 2021. (krebsdaten.de)

5. Turinsky T. Einfluss einer Anthracyclin- und Taxanbehandlung auf die immunologische Tumorabwehr unter Antikörpertherapie. 2020, https://epub.uni-regensburg.de/43372/1/Dissertation_Lisa %20Turinsky.pdf

6. Agus DB, Akita RW, Fox WD, Lewis GD, Higgins B, Pisacane PI, Lofgren JA, Tindell C, Evans DP, Maiese K, Scher HI, Sliwkowski MX. Targeting ligand-activated ErbB2 signaling inhibits breast and prostate tumor growth. Cancer Cell. 2002 Aug;2(2):127-37

7. Baselga J. A new anti-ErbB2 strategy in the treatment of cancer: prevention of ligand-dependent ErbB2 receptor heterodimerization. Cancer Cell. 2002 Aug;2(2):93-5.

8. Citri A, Skaria KB, Yarden Y. The deaf and the dumb: the biology of ErbB-2 and ErbB-3. Exp Cell Res. 2003 Mar 10;284(1):54-65

9. Franklin MC, Carey KD, Vajdos FF, Leahy DJ, de Vos AM, Sliwkowski MX. Insights into ErbB signaling from the structure of the ErbB2-pertuzumab complex. Cancer Cell. 2004 Apr;5(4):317-28

10. Kneba M, Dreger P, Pantel K. Antikörpertherapie in der Hämatologie und Onkologie. Bremen, UNI-MED Verlag AG. 2001, 1. Auflage. S.140, S.141, S.148, S.149

11. Slamon DJ, Clark GM, Wong SG, Levin WJ, Ullrich A, McGuire WL. Human breast cancer: correlation of relapse and survival with amplification of the HER-2/neu oncogene. Science. 1987 Jan 9;235(4785):177-82

12. Harbeck N, Penault-Llorca F, Cortes J, Gnant M, Houssami N, Poortmans P, Ruddy K, Tsang J, Cardoso F. Breast cancer. Nat Rev Dis Primers. 2019 Sep 23;5(1):66.

13. Polónia A, Canelas C, Caramelo A. The spectrum of HER2 expression in breast cancer: linking immunohistochemistry quantification with in situ hybridization assay. Virchows Arch. 2022 Jun;480(6):1171-1179.

14. Denkert C, Lebeau A, Schildhaus HU, Jackisch C, Rüschoff J. Neue Therapiemöglichkeiten beim metastasierten HER2-low-Mammakarzinom. Pathologie (Heidelb). 2022 Nov;43(6):457-466

Prinzipien der Anti-HER2-Therapie beim mBC

3. Prinzipien der Anti-HER2-Therapie beim mBC

Das Prinzip der zielgerichteten medikamentösen Therapie des HER2/neu-positiven metastasierten Mammakarzinoms richtet sich immer wieder gegen den HER2-Rezeptor, um die Signalkaskade in die Tumorzelle zu unterbinden. Dies wird auch in der AGO-Empfehlung vom April 2022 dargestellt [1].

3.1. Trastuzumab

Der erste monoklonale Antikörper, der gegen HER2/neu gerichtet war, war Herceptin® (Wirkstoff: Trastuzumab). Trastuzumab bindet dabei mit hoher Affinität und Spezifität an die Subdomäne IV der Juxtamembranregion von HER2. Er verhindert durch diese Bindung an die Eiweißdomäne die Aktivierung von HER2/neu. Somit wird die Übertragung der Signaltransduktion in die Zelle verhindert, indem die proteolytische Spaltung dieser extrazellulären Domäne, die den Aktivierungsmechanismus von HER2 auslöst, verhindert wird. Zur Folge wird die Tumorproliferation gehemmt. Außerdem markiert Trastuzumab die Zelle für das

1st line ohne Vortherapie oder nach Trastuzumab	Oxford		AGO
	LoE	GR	
Primär metastasiert			
• Docetaxel + Trastuzumab + Pertuzumab	1b	A	++
• Paclitaxel (weekly) + Trastuzumab + Pertuzumab	2b	B	++
• nab-Paclitaxel + Trastuzumab + Pertuzumab	2b	C	+
Nach Trastuzumab adjuvant (TFI > 6 Monate)			
• Docetaxel + Trastuzumab + Pertuzumab	1b	A	++
• Paclitaxel (weekly) + Trastuzumab + Pertuzumab	2b	B	++
• nab-Paclitaxel + Trastuzumab + Pertuzumab	2b	C	+
• Vinorelbin + Trastuzumab + Pertuzumab	3b	B	+
Nach ausschließlich Trastuzumab adjuvant (TFI < 6 Monate)			
• Trastuzumab Deruxtecan (T-DXd)	5	D	+
• T-DM1	2b	B	+/-
• Chemotherapie + Trastuzumab + Pertuzumab	5	D	+/-

1st line nach Trastuzumab / Pertuzumab +/- TDM-1	Oxford		AGO
	LoE	GR	
Nach Trastuzumab / Pertuzumab (neo-)adjuvant			
• Reinduktion CTx + Trastuzumab + Pertuzumab (TFI > 6-12 Monate)	5	D	++
• Trastuzumab Deruxtecan (T-DXd) (TFI < 6-12 Monate)	5	D	+
• T-DM1 (TFI < 6-12 Monate)	5	D	+/-
• Capecitabin + Lapatinib	1b	B	+/-
Nach Trastuzumab / Pertuzumab (neo-)adjuvant und T-DM1 post-neoadjuvant			
• Reinduktion CTx + Trastuzumab + Pertuzumab (TFI > 6-12 Monate)	5	D	+
• T-DXd	5	D	+
• Tucatinib + Capecitabin + Trastuzumab	5	D	+
• Capecitabin + Lapatinib	5	D	+/-

Tab. 3.1a: AGO-Empfehlung HER2/neu-positives metastasiertes Mammakarzinom (Stand 2022) [1].

2nd line	Oxford		AGO
	LoE	GR	
• Trastuzumab Deruxtecan (T-DXd)	1b	B	++
• Tucatinib + Trastuzumab + Capecitabin (nach T-DM1-Vortherapie)	1b	B	++
• T-DM1	1b	A	+
• Capecitabin + Lapatinib / Trastuzumab	1b	B	+/-
• TBP: 2nd line Chemotherapie* + Trastuzumab / Pertuzumab	2b	B	+/-
• Trastuzumab + Pertuzumab	2b	B	+/-
• Trastuzumab + Lapatinib (HR neg. Tumor)	2b	B	+/-

* z.B. Taxane; Vinorelbin; Taxane / Carboplatin; Capecitabin; Capecitabin / Docetaxel (Toxizität!)

≥ 3rd-line	Oxford		AGO
	LoE	GR	
In Abhangigkeit der Vortherapie (Substanz)			
• Tucatinib + Trastuzumab + Capecitabin	1b	B	++
• Trastuzumab-Deruxtecan	1b	B	+
• T-DM1	1b	A	+
• Capecitabin + Trastuzumab / Lapatinib	1b	B	+
• Capecitabin + Neratinib	1b	B	+
• Margetuximab + Chemotherapie	1b	B	+/-
• Experimentelle Anti-HER2-Regime	5	D	+

Keine Chemotherapie möglich/erwünscht	Oxford		AGO
	LoE	GR	
Trastuzumab + Aromatase-Inhibitor (HR+)	2b	B	+/-
Lapatinib + Aromatase-Inhibitor (HR+)	2b	B	+/-
Aromatase-Inhibitor + Trastuzumab + Pertuzumab (HR+)	2b	B	+
Abemaciclib + Trastuzumab + Fulvestrant	2b	B	+/-
Trastuzumab + Pertuzumab	2b	B	+/-
Trastuzumab + Lapatinib (HR neg.)	2b	B	+
Trastuzumab mono	2b	B	+/-

Tab. 3.1b: AGO-Empfehlung HER2/neu-positives metastasiertes Mammakarzinom (Stand 2022) [1].

Immunsystem des menschlichen Körpers, sodass die Krebszelle als fremde Zelle erkannt und durch das körpereigene Immunsystem mittels Antikörper-abhängiger zellvermittelter Zytotoxizität (ADCC) zerstört wird [2].

1998 führte dieses bewiesene Wirkprinzip dann zur Zulassung von Trastuzumab in der Behandlung des fortgeschrittenen HER2/neu-überexprimierten Brustkrebses. Die Daten einer großen klinischen Studie hatten einen Überlebensvorteil für die Gruppe von Frauen zeigen können, die zusätzlich zu einer Chemotherapie Trastuzumab erhielten [3].

Klinische Daten

Trastuzumab wurde in klinischen Prüfungen als Monotherapeutikum bei Patientinnen mit mBC verabreicht, deren Tumore HER2 überexprimierten und die auf eine oder mehrere Chemotherapien ihrer metastasierten Erkrankung nicht mehr angesprochen hatten (Trastuzumab allein).

Trastuzumab wurde auch in Kombination mit Paclitaxel oder Docetaxel zur Behandlung von Patientinnen eingesetzt, die vorher noch keine Chemotherapie gegen ihr metastasiertes Mammakarzinom erhalten hatten. Patientinnen, die vorher eine adjuvante Chemotherapie auf Anthrazyklin-Basis erhalten hatten, erhielten Paclitaxel (175 mg/m², Infusionsdauer 3 Stunden) zusammen mit oder ohne Trastuzumab. In der Hauptstudie mit Docetaxel (100 mg/m², infundiert über 1 Stunde) zusammen mit oder ohne Trastuzumab hatten 60 % der Patientinnen vorher eine adjuvante Anthrazyklin-basierte Chemotherapie erhalten. Die Patientinnen wurden bis zum Progress der Erkrankung mit Trastuzumab behandelt. Die Wirksamkeit von Trastuzumab in Kombination mit Paclitaxel wurde bei Patientinnen, die vorher kein adjuvantes Anthrazyklin erhalten hatten, nicht untersucht. Jedoch war Trastuzumab plus Docetaxel bei Patientinnen wirksam, unabhängig davon, ob diese vorher adjuvantes Anthrazyklin erhalten hatten oder nicht. Die Testmethode zur Untersuchung der HER2-Überexpression, die in den klinischen Hauptstudien mit Trastuzumab als Monotherapie und Trastuzumab plus Paclitaxel eingesetzt wurde, um die Eignung der Patientinnen zu bestimmen, basierte auf der immunhistochemischen Färbung des HER2 an fixiertem Material von Brustkrebstumoren unter Verwendung der monoklonalen Mausantikörper CB11 und 4D5. Diese Gewebe wurden in Formalin oder Bouin-Lösung fixiert. Der Test wurde in einem zentralen Laboratorium durchgeführt, wobei eine Skala von 0 bis 3+ verwendet wurde. Patientinnen, deren Anfärbung als 2+ oder 3+ eingestuft wurde, wurden eingeschlossen, während diejenigen mit einer Anfärbung von 0 oder 1+ ausgeschlossen wurden. Mehr als 70 % der aufgenommenen Patientinnen zeigten eine Überexpression von 3+. Die Daten legen nahe, dass die positiven Effekte bei Patientinnen mit stärkerer Überexpression von HER2 (3+) ausgeprägter waren. In der Hauptstudie mit Docetaxel, alleine oder zusammen mit Trastuzumab, war die Immunhistochemie die häufigste Testmethode zur Ermittlung einer HER2-Überexpression. Eine kleine Anzahl der Patientinnen wurde mittels Fluoreszenz-in-situ-Hybridisierung (FISH) getestet. In dieser Studie waren 87 % der teilnehmenden Patientinnen IHC3+ und 95 % der teilnehmenden Patientinnen waren IHC3+ und/oder FISH-positiv.

Bei Patientinnen, die mit der Kombination von Trastuzumab plus Paclitaxel behandelt worden waren, trat eine Progression in der Leber signifikant seltener auf als bei Patientinnen, die mit Paclitaxel allein behandelt wurden (21,8 % gegenüber 45,7 %; p = 0,004). Eine Progression im Zentralnervensystem trat bei einer größeren Anzahl an Patientinnen auf, die mit Trastuzumab plus Paclitaxel behandelt worden waren, als bei Patientinnen, die nur mit Paclitaxel behandelt worden waren (12,6 % gegenüber 6,5 %; p = 0,377) [4].

Trastuzumab wurde in Kombination mit Anastrozol zur *First-Line*-Behandlung bei mBC bei postmenopausalen Patientinnen, die HER2 überexprimieren und die Hormonrezeptor- (d.h. Östrogenrezeptor- und/oder Progesteronrezeptor-) positiv

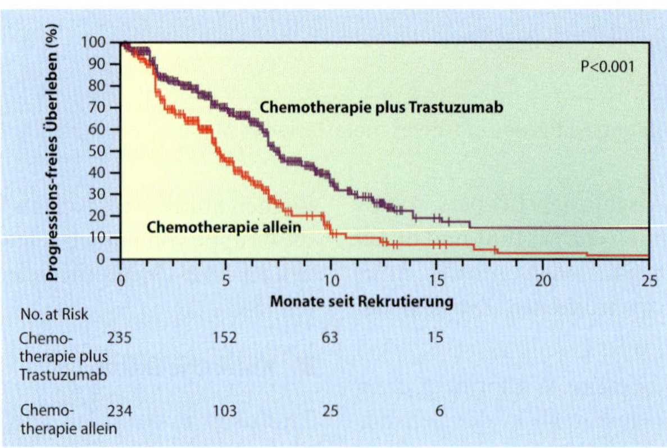

Abb. 3.1: Verlängerung des progressionsfreien Überlebens unter Trastuzumab (mod. n. [4]).

sind, untersucht. Die progressionsfreie Überlebenszeit verdoppelte sich im Studienarm mit Trastuzumab und Anastrozol im Vergleich zu Anastrozol allein (4,8 Monate gegenüber 2,4 Monaten). Die anderen Parameter, bei denen die Kombination eine Verbesserung zeigte, waren: das Gesamtansprechen (16,5 % gegenüber 6,7 %); der klinische Nutzen (42,7 % gegenüber 27,9 %); die Zeit bis zur Progression (4,8 Monate gegenüber 2,4 Monaten). Für die Zeit bis zum Ansprechen und für die Dauer des Ansprechens konnte kein Unterschied zwischen den Studienarmen verzeichnet werden. Die mediane Gesamtüberlebenszeit verlängerte sich bei den Patientinnen im Kombinationsarm um 4,6 Monate. Der Unterschied war statistisch nicht signifikant, jedoch wechselte mehr als die Hälfte der Patientinnen im Studienarm mit Anastrozol allein nach Fortschreiten der Erkrankung zu einem Dosierungsschema mit Trastuzumab.

Dosierungen

Trastuzumab wird intravenös mit einer Startdosis von 8 mg/kg Körpergewicht gefolgt von 6 mg/kg Körpergewicht alle 21 Tage gegeben. Alternativ kann Trastuzumab subkutan in einer Dosis von 600 mg ohne die Notwendigkeit einer Aufdosierung verabreicht werden.

Nebenwirkungen und Management

Kongestive Herzinsuffizienz (KHI; NYHA Klasse II-IV) ist eine häufige Nebenwirkung, die in Zusammenhang mit Trastuzumab steht und mit tödlichem Ausgang in Verbindung gebracht wurde [5]. Anzeichen und Symptome einer kardialen Dysfunktion, wie Dyspnoe, Orthopnoe, verstärkter Husten, Lungenödem, S3-Galopprhythmus oder verringerte ventrikuläre Auswurffraktion, wurden bei Patientinnen beobachtet, die mit Trastuzumab behandelt wurden. In 3 klinischen Hauptstudien zu EBC zur adjuvanten Gabe der intravenösen Darreichungsform von Trastuzumab in Kombination mit Chemotherapie war die Inzidenz kardialer Dysfunktion 3./4. Grades (insbesondere symptomatischer kongestiver Herzinsuffizienz) bei den Patientinnen, die nur mit Chemotherapie behandelt wurden (d.h. kein Trastuzumab erhielten), und bei Patientinnen, die Trastuzumab nach einem Taxan erhielten, ähnlich (0,3-0,4 %). Die Rate war bei jenen Patientinnen am höchsten, denen Trastuzumab gleichzeitig mit einem Taxan verabreicht wurde (2,0 %). Im neoadjuvanten Setting sind die Erfahrungen bzgl. einer gleichzeitigen Anwendung von Trastuzumab mit einem niedrig dosierten Anthrazyklin-Schema begrenzt. Die Kombination wird deshalb in den aktuellen Leitlinien nicht empfohlen. Wenn Trastuzumab nach dem Ende einer adjuvanten Chemotherapie angewendet wurde, wurde nach einer medianen Nachbeobachtungszeit von 12 Monaten bei 0,6 % der Patientinnen im Einjahresarm NYHA Klasse III-IV Herzinsuffizienz beobachtet. In der Studie BO16348 lag die Inzidenz schwerer KHI (NYHA Klasse III & IV) nach einer medianen Nachbeobachtung von 8 Jahren im Behandlungsarm nach 1 Jahr Therapie mit Trastuzumab bei 0,8 % und die symptomatische und asymptomatische linksventrikuläre Dysfunktion lag bei 4,6 %. Die Reversibilität schwerer KHI (definiert als eine Sequenz von mindestens zwei aufeinander folgenden LVEF-Werten ≥ 50 % nach dem Ereignis) war bei 71,4 % der mit Trastuzumab behandelten Patientinnen offensichtlich. Die Reversibilität milder symptomatischer und asymptomatischer linksventrikulärer Dysfunktion wurde bei 79,5 % der Patientinnen belegt. Ca. 17 % der Ereignisse, die mit kardialer Dysfunktion zusammenhingen, traten nach Abschluss der Behandlung mit Trastuzumab auf. In den Hauptstudien zu mBC mit der intravenösen Darreichungsform von Trastuzumab schwankte die Inzidenz kardialer Dysfunktion, wenn es in Kombination mit Paclitaxel gegeben wurde, zwischen 9 % und 12 %, im Vergleich zu 1-4 % bei Paclitaxel-Monotherapie. Bei einer Trastuzumab-Monotherapie lag die Rate bei 6-9 %. Die höchste Rate kardialer Dysfunktion wurde bei Patientinnen berichtet, die Trastuzumab zusammen mit Anthrazyklin/Cyclophosphamid erhielten (27 %), und sie war signifikant höher als bei Anthrazyklin/Cyclophosphamid allein (7-10 %). In einer nachfolgenden Prüfung mit prospektivem Monitoring der kardialen Funktion lag die Inzidenz symptomatischer KHI bei Patientinnen, die Trastuzumab und Docetaxel erhielten, bei 2,2 %, im Vergleich zu 0 % bei Patientinnen, die nur Docetaxel erhielten. Bei den meisten Patientinnen (79 %), bei denen in diesen Prüfungen eine kardiale Dysfunktion auftrat, kam es nach Erhalt einer Standardtherapie der KHI zu einer Verbesserung [2].

In seltenen Fällen kam es zum Auftreten einer interstitiellen Lungenerkrankung (ILD). Diese waren in seltenen Fällen lebensbedrohlich oder sogar tödlich. Dies sollte bei der Überwachung und Information der Patienten berücksichtigt werden. Beim Auftreten von pulmonalen Symptomen (Husten, Luftnot, Fieber) sollte mittels Bildgebung (Computertomografie) eine ILD ausgeschlossen werden.

3.2. Pertuzumab

Der humanisierte monoklonaler Antikörper Trastuzumab hatte sich bis 2012 bewährt, das Überleben von Patientinnen mit metastasiertem Brustkrebs zu verbessern. Leider waren die meisten Fälle dennoch nach einiger Zeit progredient. Pertuzumab, ein humanisierter monoklonaler HER2-Antikörper der die Rezeptordimerisierung des HER2-Rezeptors mit dem HER3-Rezeptor verhindert, hatte gezeigt, dass die Wirkung komplementär mit Trastuzumab und die Unterbrechung der Signaltransduktion effektiver war. In einer Phase-II-Studie konnte eine vielversprechende Aktivität bei gutem Sicherheitsprofil in der Kombinationstherapie der beiden Antikörper gezeigt werden.

In der CLEOPATRA-Studie, die 2012 im *New England Journal of Medicine* publiziert wurde, wurden 808 Patientinnen mit HER2/neu-metastasiertem Brustkrebs entweder in einer Placebo + Trastuzumab + Docetaxel-Gruppe (Kontrollgruppe) oder Pertuzumab + Trastuzumab + Docetaxel-Gruppe (experimenteller Arm) 1:1 randomisiert. Diese Erstlinientherapie wurde bis zum Zeitpunkt der Krankheitsverschlechterung oder einem Abbruch aufgrund von Nebenwirkungen fortgesetzt. Der primäre Endpunkt dieser Studie war das progressionsfreie Überleben, beurteilt durch eine unabhängige Expertenkommission. Die sekundären Endpunkte waren das Gesamtüberleben, das progressionsfreie Überleben beurteilt durch den Prüfarzt und die objektive Ansprechrate sowie das Sicherheitsprofil.

Zum Zeitpunkt der Veröffentlichung 2012 war das mediane progressionsfreie Überleben 12,4 Monate in der Kontrollgruppe verglichen mit 18,5 Monaten in der experimentellen Gruppe (*Hazard Ratio* 0,62; *Confidence Interval* 0,51-0,75; p<0,01). Zum Zeitpunkt dieser Interim-Analyse bestand bereits ein starker Trend für einen Überlebensvorteil in der experimentellen Gruppe. Bei den in Folge publizierten Analysen erreichte dieser Trend dann eine Signifikanz. Dabei konnte eine Verbesserung des Gesamtüberlebens um 15,7 Monate dokumentiert werden (Medianes *Follow-Up*: 99 Monate; *Cut-Off*-Datum: 11/2018). Das Sicherheitsprofil in beiden Armen war in etwa vergleichbar. Insbesondere ergaben sich keine Unterschiede hinsichtlich der kardialen Toxizität.

Die Kombination aus Trastuzumab und Pertuzumab wurde somit zum neuen Standard in der Behandlung des metastasierten HER2/neu-positiven Brustkrebs in der ersten Therapielinie und findet sich seitdem in allen internationalen Leitlinien [6, 7].

Dosierung

Pertuzumab sollte mit einer Initialdosis von 840 mg als 60-minütige intravenöse Infusion, ge-

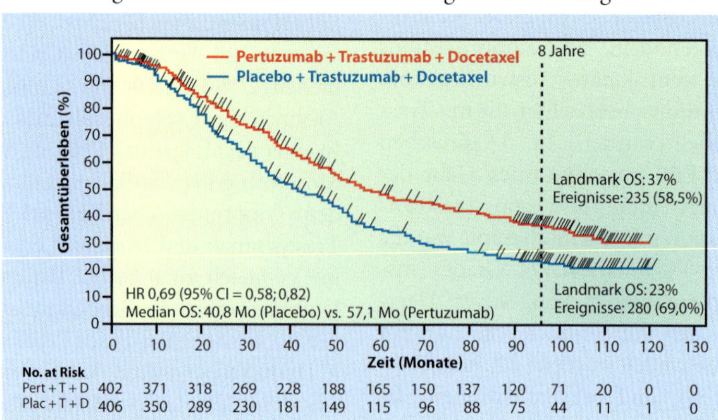

Abb. 3.2: Finales Gesamtüberleben aus der randomisierten, doppelblinden, Placebo-kontrollierten Phase-III-CLEOPATRA-Studie (mod. n. [6]).

folgt von 420 mg Erhaltungsdosen alle drei Wochen, verabreicht werden. Die Kombinationsgaben mit Trastuzumab können nacheinander, in beliebiger Reihenfolge verabreicht werden, jedoch sollte die Gabe nicht im gleichen Infusionsbeutel erfolgen. Pertuzumab kann auch in Kombination mit der subkutanen Fixdosis von 600 mg Trastuzumab verabreicht werden. In Europa ist die Kombination von Pertuzumab und Trastuzumab analog der CLEOPATRA-Studie mit Docetaxel zugelassen. In anderen Ländern (z.B. FDA-Zulassung) ist auch eine Kombination mit Paclitaxel erlaubt.

Nebenwirkungsmanagement

Wie bei Trastuzumab sollte vor Behandlungsbeginn und danach alle drei Monate während der Behandlung eine Kontrolle der linksventrikulären Auswurfsfraktion des Herzens erfolgen. Diese sollte ≥ 50 % betragen. Sollte während der Behandlung die LVEF auf unter 40 % absinken bzw. zwischen 40-45 % verbunden mit einem Absinken von ≥10 % gegenüber dem Ausgangswert vor Behandlungsbeginn, sollte die Behandlung mit den beiden Antikörpern für mindestens 3 Wochen unterbrochen werden. Die Behandlung kann dann wieder aufgenommen werden, wenn die LVEF auf mehr als 45 % gestiegen ist.

Aufgrund des erhöhten Risikos für eine febrile Neutropenie sollte insbesondere bei älteren Patientinnen eine Prophylaxe mit G-CSF erwogen werden. Eine Überwachung des Blutbildes nach der Therapie empfiehlt sich.

Pertuzumab wurde mit schweren Infusionsreaktionen in Verbindung gebracht, weshalb eine engmaschige Überwachung der Patientin bis 60 Minuten nach Behandlungsende empfohlen wird.

Außerdem kann Pertuzumab schwere Diarrhoen hervorrufen. Deshalb sollte bei älteren Patientinnen ≥65 Jahre eine frühe Intervention mit Loperamid, Elektrolyten und Flüssigkeiten besprochen werden.

Phesgo®

Neben der intravenösen und subkutanen Applikation von Trastuzumab ist auch eine Fixkombination von Pertuzumab und Trastuzumab für eine subkutane Applikation zugelassen. Der Handelsname lautet Phesgo®. Es enthält 600 mg Trastuzumab und 1200 mg Pertuzumab als Erstdosis und 600 mg Trastuzumab und 600 mg Pertuzumab als Erhaltungsdosis, welche alle 3 Wochen zu verabreichen ist. Phesgo® kann dabei subkutan über 8 bzw. 5 Minuten injiziert werden. Da auch bei Phesgo® injektionsbedingte Reaktionen und Überempfindlichkeitsreaktionen auftreten können, sollten die Patientinnen bei der Erstinjektion 30 Minuten und bei den Folgedosen je 15 Minuten nachbeobachtet werden. Phesgo® ist in Deutschland für den metastasierten HER2/neu-positiven Brustkrebs in Kombination mit Docetaxel zugelassen. Für die Überwachung möglicher kardialer Toxizität sowie der übrigen Toxizitäten gelten die gleichen Empfehlungen wie bei Pertuzumab.

In seltenen Fällen kam es wie bei Pertuzumab zum Auftreten einer interstitiellen Lungenerkrankung (ILD). Diese waren in seltenen Fällen lebensbedrohlich oder sogar tödlich. Dies sollte bei der Überwachung und Information der Patientinnen berücksichtigt werden. Beim Auftreten von pulmonalen Symptomen (Husten, Luftnot, Fieber) sollte mittels Bildgebung (Computertomografie) eine ILD ausgeschlossen werden.

3.3. Trastuzumab Emtansin (T-DM1)

Trastuzumab Emtansin (T-DM1) ist ein Antikörper-Zytotoxin-Konjugat, welches Trastuzumab mit einer zytotoxischen Substanz (Maytansin-Derivat DM1) verbindet. Dabei sind Trastuzumab und das Zytotoxin durch einen stabilen Linker verbunden. Trastuzumab bindet an den HER2/neu-Rezeptor und das Konjugat wird dann in die Tumorzelle internalisiert, wo es durch lysosomale Enzyme zu einem Abbau des Antikörpers und somit zu einer Freisetzung des Emtansins kommt. Der Mikrotubuli-Inhibitor kann dann in einer intrazellulär hohen Konzentration die bei einer Zellteilung wichtigen Mikrotubuli hemmen, sodass dies letztlich zur Apoptose der Tumorzelle führt. Dabei ist die systemische Konzentration im Organismus nur sehr gering gegenüber der Konzentration des Zellgifts in der Tumorzelle. Somit kann die Antitumor-Wirkung zielgerichtet wirken. Der Vorteil dieser Behandlung ist eine, gegenüber einer konventionellen Chemotherapie, deutlich verminderte Nebenwirkung bei gleichzeitig starker Wirkung gegen die Krebszellen. Die Organschäden durch eine Chemotherapie werden durch die gezielte Wirkung der Substanz erst in der Krebszelle vermieden [8].

Klinische Daten

In der EMILIA-Studie wurden 991 Patienten 1:1 randomisiert in einen Standardarm mit Lapatinib und Capecitabin und einen experimentellen Arm mit T-DM1. Die Patientinnen mit einem HER2/neu-positiven metastasierten oder lokal fortgeschrittenen Brustkrebs hatten zuvor eine Behandlung mit Trastuzumab und einem Taxan erhalten. Der primäre Endpunkt war das progressionsfreie Überleben beurteilt durch eine unabhängige Kommission, das Gesamtüberleben und die Sicherheit. Die sekundären Endpunkte waren das progressionsfreie Überleben beurteilt durch den Prüfarzt, die objektive Ansprechrate und die Zeit bis zur Symptomverschlechterung. Bei den 991 randomisiert verglichenen Patientinnen war das mediane progressionsfreie Überleben beurteilt durch die unabhängige Kommission 9,6 Monate mit T-DM1 im Vergleich zu 6,4 Monaten mit Lapatinib + Capecitabin (*Hazard Ratio* 0,65; *Confidence Interval* 0,55-0,77; p<0,001). In der sekundären Interims-Analyse war das Gesamtüberleben in der T-DM1-Gruppe 30,9 Monate vs. 25,1 Monate im Standardarm (*Hazard Ratio* 0,68; *Confidence Interval* 0,55-0,85; p<0,001). Die objektive Ansprechrate war bei T-DM1 höher (43,6 % vs. 30,8 %; p<0,001). Alle anderen sekundären Endpunkte favorisierten ebenfalls die Behandlung mit T-DM1. Die Raten der Nebenwirkungen Grad 3 oder höher waren höher im Lapatinib + Capecitabin-Arm als bei T-DM1 (57 % vs 41 %). Lediglich die Inzidenz von Thrombozytopenien und die Erhöhung der Aminotransferasen war höher im T-DM1-Arm, während die Inzidenz von Diarrhö, Übelkeit, Erbrechen und das Hand-Fuß-Syndrom im Lapatinib + Capecitabin-Arm höher waren. T-DM1 hat somit signifikant das progressionsfreie und das Gesamtüberleben gegenüber dem Standardarm verbessert. Das Überleben konnte im Median um 5,8 Monate gegenüber dem Standardarm verlängert werden. T-DM1 war somit das erste Antikörper-Zytotoxin-Konjugat im Bereich der soliden Tumortherapie, welches zur Verbesserung des Überlebens gegenüber einer Standardtherapie geführt hat. Die Ergebnisse der EMILIA-Studie haben die Forschung und Entwicklung anderer, mittlerweile zugelassener Antikörper-Zytotoxin-Konjugate beflügelt.

Dosierung

T-DM1 ist in Deutschland auf Grundlage der Resultate der EMILIA-Studie zugelassen für die Therapie von Patientinnen mit einer lokal fortgeschrittenen oder metastasierten HER2/neu-Brustkrebserkrankung, die eine vorherige Behandlung mit Trastuzumab und einem Taxan erhalten haben oder die ein Rezidiv der Erkrankung während oder innerhalb von 6 Monaten nach Beendigung der adjuvanten Therapie mit Trastuzumab entwickelt haben.

T-DM1 wird in einer Dosis von 3,6 mg/kg Körpergewicht als intravenöse Infusion alle drei Wochen verabreicht. Dabei sollte die Infusionsdauer 90 Minuten betragen. Die Patientinnen sollten danach

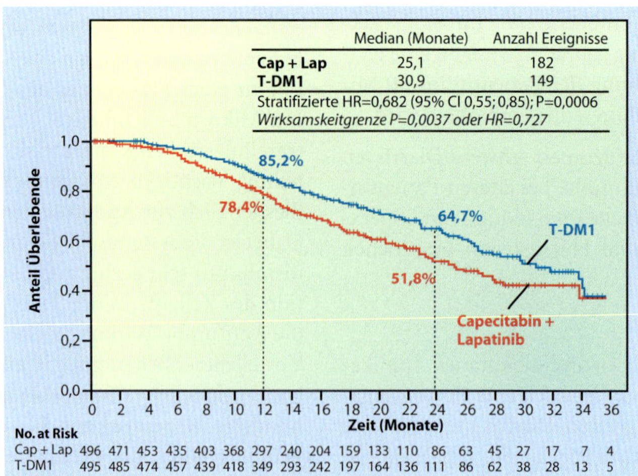

Abb. 3.3: Gesamtüberleben des Lapatinib+Capecitabin-Studienarms vs. dem experimentellen Arm mit T-DM1 der EMILIA-Studie (mod. n. [8]).

für mindestens weitere 90 Minuten nachbeobachtet werden. Wenn die vorausgegangene Infusion gut vertragen wurde, können alle weiteren Infusionen und Nachbeobachtungszeiten auf 30 Minuten verkürzt werden.

Bei Auftreten von Nebenwirkungen kann eine Dosisreduktion in 2 Stufen auf 3 mg/kg bzw. auf 2,4 mg/kg vorgenommen werden.

Nebenwirkungsmanagement

Eine Thrombozytopenie wurde unter T-DM1 häufig beobachtet. Es wird daher empfohlen die Thrombozytenzahl vor jeder Anwendung zu kontrollieren. Patientinnen mit einer Thrombozytenzahl von ≤100.000/mm³ und Patientinnen, die eine Antikoagulation oder Heparin bekommen, sollten engmaschig überwacht werden. Bei einer Thrombozytopenie von Grad 2-3 (25.000 bis <75.000/mm³) sollte T-DM1 nicht verabreicht werden, bis sich die Thrombozytenzahl auf ≥75.000/mm³ erholt hat; bei einem ersten Ereignis dieser Art kann dann mit der gleichen Dosis fortgefahren werden, bei einem zweiten Ereignis ist eine Dosisreduktion zu erwägen. Bei einer Thrombozytopenie Grad 4 (<25.000/mm³) muss ebenso bis zur Erholung pausiert und dann die Dosis reduziert werden.

Aufgrund der Thrombozytopenie kam es zu Fällen von Blutungen, einschließlich Blutungen in das zentrale Nervensystem, der Atemwege und des Gastrointestinaltrakts. Einige dieser Blutungsereignisse verliefen tödlich, wobei einige dieser Patientinnen eine Thrombozytopenie hatten oder gleichzeitig eine Therapie mit Antikoagulantien oder Thrombozytenaggregationshemmern erhielten. In anderen Fällen lagen keine zusätzlichen Risikofaktoren vor. Die Anwendung der genannten Arzneimittel sollte mit Vorsicht erfolgen. Bei erforderlicher gleichzeitiger Anwendung sollte eine zusätzliche Beobachtung in Betracht gezogen werden.

Eine Hepatotoxizität vorwiegend in Form von asymptomatischen Erhöhungen der Serumtransaminasen (Grad 1-4) wurde beobachtet. Bei den meisten Patientinnen verbesserten sich die Werte innerhalb von 30 Tagen nach der letzten Therapiedosis. Bei T-DM1-Patientinnen wurden einige Fälle mit schweren arzneimittelinduzierten Leberschäden und tödlichem Ausgang beobachtet. Die beobachteten tödlichen Fälle könnten dabei aber auch von Begleiterkrankungen und/oder einer Begleitmedikation mit hepatotoxischem Potential beeinflusst worden sein. Vor Einleitung einer Behandlung und vor jeder Dosierung sollte die Leberfunktion überprüft werden. Patienten mit erhöhten Ausgangswerten (z.B. aufgrund von Lebermetastasen) prädisponieren dabei für das Auftreten von Leberfunktionseinschränkungen unter der Therapie. Dosisreduktionen oder ein Absetzen der Behandlung können dabei indiziert sein. Es wurden Fälle von nodulärer regenerativer Hyperplasie (NRH) der Leber unter Behandlung in Leberbiopsien beschrieben. Die NRH kann zu einem nicht-zirrhotischen Pfortaderhochdruck führen. Bei allen Patientinnen mit dem klinischen Bild des Pfortaderhochdrucks oder zirrhoseähnlichen Erscheinungen sollte an eine NRH gedacht werden. Wird diese diagnostiziert, muss die Behandlung mit T-DM1 abgesetzt werden.

In klinischen Studien mit T-DM1 wurde über periphere Neuropathien berichtet, die hauptsächlich von Grad 1 und sensorisch waren. Die Behandlung mit T-DM1 sollte bei Patientinnen mit peripheren Neuropathien von Grad 3 oder 4 vorübergehend unterbrochen werden, bis die Toxizität sich auf <Grad 2 verbessert.

Unter der Behandlung mit T-DM1 besteht ein erhöhtes Risiko für die Entwicklung einer linksventrikulären Dysfunktion. Es sollte deshalb genauso wie bei den Empfehlungen für Trastuzumab eine Überwachung mittels Messung der LVEF vor dem Beginn der Therapie sowie im Verlauf erfolgen. Sollte sich eine Verschlechterung der LVEF um mehr als 10 % gegenüber dem Ausgangswert zeigen, sollte die Therapie bis zur Erholung auf den Ausgangswert unterbrochen werden.

In den klinischen Studien mit T-DM1 wurden über Fälle mit interstitieller Lungenerkrankung (ILD) berichtet. Es sollte deshalb beim Auftreten klinischer Symptome (Dyspnoe, Husten, Fieber) eine entsprechende Diagnostik erfolgen. Bei Patientinnen, bei denen eine T-DM1-induzierte ILD diagnostiziert wird, sollte eine dauerhafte Absetzung erfolgen.

In den klinischen Studien wurden infusionsbedingte Reaktionen unter der Gabe von T-DM1 beobachtet (Hitzegefühl, Schüttelfrost, Fieber, Hypotonie, Dyspnoe, Giemen, Bronchospasmen, Tachykardie). Im Allgemeinen waren diese Symptome nicht schwerwiegend und bei den meisten Patientinnen klangen diese Symptome innerhalb einiger Stunden nach Therapieende ab. Bei Patientinnen mit schweren Infusionsreaktionen sollte die Infusion unterbrochen werden, bis die Symptome abklingen. Überlegungen in Bezug auf eine erneute Behandlung sollten auf Basis der klinischen Bewertung des Schweregrades erfolgen. Bei Auftreten einer lebensbedrohlichen Infusionsreaktion sollte das Medikament dauerhaft abgesetzt werden. Dies gilt ebenfalls bei schweren Überempfindlichkeitsreaktionen oder Anaphylaxien. Falls es zu einer Extravasation an der Injektionsstelle kommt, ist die Infusion sofort abzubrechen. Die Patientin ist regelmäßig zu untersuchen, da eine Gewebsnekrose innerhalb von Tagen bis Wochen nach der Extravasation auftreten kann.

T-DM1 ist grundsätzlich in der Schwangerschaft kontrainduziert, da das Medikament zu einer Schädigung oder zum Tod des Fötus führen kann. Es ist nicht bekannt, ob T-DM1 in die Muttermilch übergeht, da aber viele Arzneimittel in die Muttermilch übergehen und die Möglichkeit der Schädigung des gestillten Säuglings besteht, sollte vor Beginn der Behandlung abgestillt werden. 7 Monate nach Behandlungsende kann wieder mit dem Stillen begonnen werden.

3.4. Trastuzumab-Deruxtecan (T-DXd)

Design und Wirkmechanismus

Trastuzumab-Deruxtecan ist ein Konjugat aus dem monoklonalen Antikörper Trastuzumab (☞ Kap. 3.1.) und einer toxischen Substanz namens Deruxtecan. Wie bereits zuvor beschrieben bindet Trastuzumab an den HER2/neu-Rezeptor. Wie bei T-DM1 ist auch Deruxtecan über einen Linker an Trastuzumab gebunden. Anders als bei T-DM1 ist der Linker bei T-DXd direkt – auch ohne Abbau der Eiweißstruktur – spaltbar (cleavable) (☞ Abb. 3.5).

Deruxtecan ist eine toxische Substanz, die Zellen tötet, wenn sie versuchen, sich zu teilen und zu wachsen. Deruxtecan blockiert das Enzym Topoisomerase I, das an der Vervielfältigung von Zell-DNA beteiligt ist, die zur Bildung neuer Zellen benötigt wird. Durch das Blockieren des Enzyms werden Krebszellen daran gehindert sich zu vermehren, und sie sterben schließlich ab.

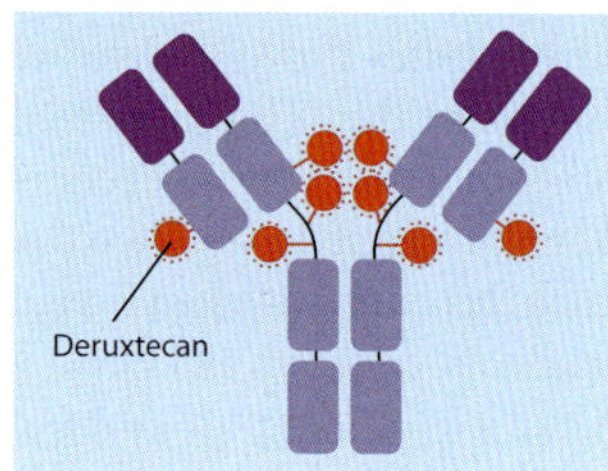

Abb. 3.4: Schematische Darstellung von T-DXd: monoklonaler Antikörper mit Linker und Deruxtecan-Molekülen.

Die klinische Wirksamkeit wurde in der einarmigen DESTINY-Breast01-Studie erstmals gezeigt. In der Phase-II-Studie wurde T-DXd bei Erwachsenen mit HER2-positivem metastatischem Brustkrebs, die eine Vortherapie mit T-DM1 bekom-

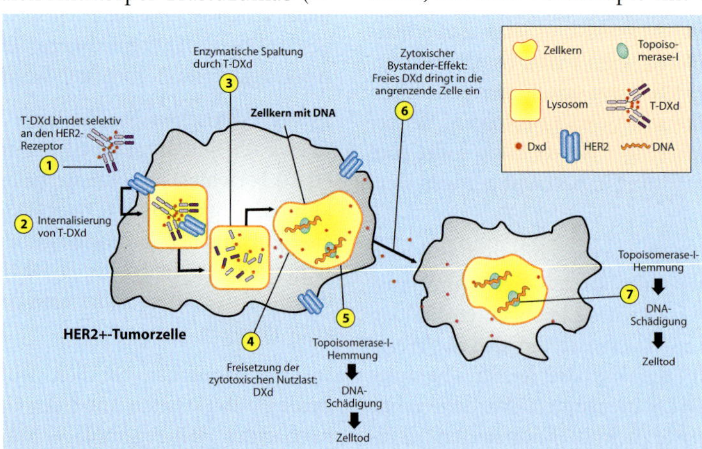

Abb. 3.5: Schematische Darstellung der Funktionsweise von T-DXd und der zellulären Abläufe.

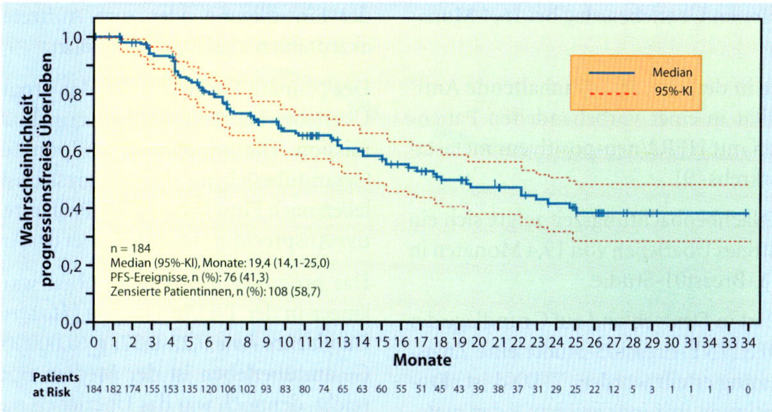

Abb. 3.6: 19,4 Monate progressionsfreies Überleben bei längerer Nachbeobachtungszeit der DESTINY-Breast01-Studie (mod. n. [10]).

men hatten, untersucht. Im ersten Teil der Studie wurden drei verschiedene Dosen des Medikaments untersucht, um die wirksamste Dosis zu finden. Im zweiten Teil der Studie wurden dann die Patientinnen mit der wirksamsten Dosis behandelt und die klinische Effektivität sowie das Sicherheitsprofil untersucht. Der primäre Endpunkt war die objektive Ansprechrate beurteilt durch eine unabhängige Kommission. Die sekundären Endpunkte waren die Krankheitskontrollrate, die klinische Nutzenrate, die Dauer des Ansprechens, das progressionsfreie Überleben und die Sicherheit.

Insgesamt wurden 184 Patientinnen, die im Mittel 6 Vorbehandlungen hatten, mit der empfohlenen Dosis von 5,4 mg/kg Körpergewicht T-DXd behandelt. 112 Patientinnen haben auf die Therapie angesprochen (60,9 %). Bei einer mittleren Verlaufsbeobachtungszeit von 11,1 Monaten (Range: 0,7-19,9 Monate) war die Dauer des medianen Ansprechens 14,8 Monate und die mediane Dauer des

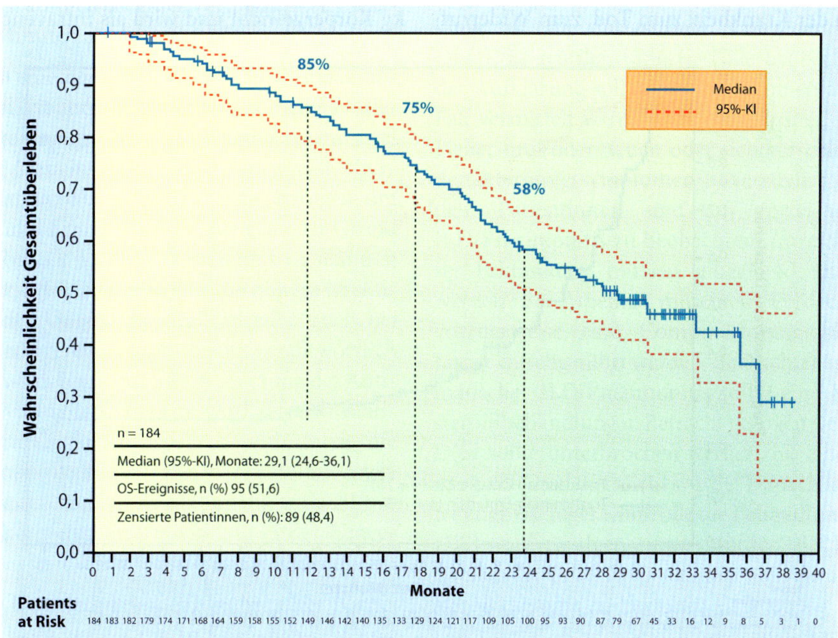

Abb. 3.7: 60 % Gesamtüberleben nach 24 Monaten bei längerer Nachbeobachtungszeit der DESTINY- Breast01-Studie (mod. n. [10]).

über 4 Wochen allmählich ausgeschlichen werden und T-DXd muss dauerhaft abgesetzt werden.

Fälle von Neutropenie, einschließlich fieberhafter Neutropenie, wurden in den klinischen Studien beobachtet. Vor Beginn der Behandlung, vor jeder Dosierung sowie wenn klinisch angezeigt muss ein großes Blutbild mit der Messung der neutrophilen Granulozyten erstellt werden. Je nach Schweregrad muss die Therapie unterbrochen oder im Verlauf eine Dosisreduktion vorgenommen werden.

Unter HER2-Therapien wurden Abnahmen der linksventrikulären Funktionen (LVEF) beobachtet. Hier gelten die gleichen diagnostischen und therapeutischen Regeln wie bei Trastuzumab beschrieben. Bei einer Verminderung der linksventrikulären Funktion unter 40 % sollte T-DXd dauerhaft abgesetzt werden.

T-DXd kann Schäden bei Feten verursachen. Es sind Fälle von Skelettanomalien, Lungenhypoplasien und ein Oligohydramnion und der Tod des Neugeborenen berichtet worden. Bei gebärfähigen Frauen muss vor Therapiebeginn daher eine Schwangerschaft ausgeschlossen werden. Es sollte während der Therapie eine sichere Schwangerschaftsverhütung angewandt werden. Da humanes IgG in die Muttermilch übergeht, sollten Frauen mindestens 7 Monate nach Absetzen der Therapie nicht stillen.

Zusammenfassend waren die häufigsten Nebenwirkungen Übelkeit (77 %), Erschöpfung/Fatigue (57,2 %), Erbrechen (46,8 %), Haarausfall (38 %), Neutropenie (34,6 %), Obstipation (33,9 %), verminderter Appetit (33,7 %), Anämie (32,3 %); Diarrhö (30,7 %), muskuloskeletale Schmerzen (27,4 %), erhöhte Leberwerte (24,4 %), Leukopenie (24,1 %), Thrombozytopenie (23 %) und Infektion der Atemwege (22,7 %). Eine ILD trat bei 2,4 % der Patienten auf, war aber die häufigste Ursache für ein dauerhaftes Absetzen der Behandlung (8,6 %).

3.5. Lapatinib

Wirkmechanismus

Lapatinib ist ein starker, reversibler Inhibitor der Tyrosinkinase mit langsamer Diffusionsrate, der zwei Mitglieder der HER-Familie, HER2/neu (Erb2) und EGFR (Erb1), hemmen kann und daher auch als dualer Tyrosinkinase-Inhibitor bezeichnet wird. In der Krebszelle imitiert Lapatinib ATP und bindet an die ATP-Bindestelle der Tyrosinkinase-Domäne, wodurch die Bindung eines regulären ATPs verhindert wird. Dadurch wird die Tyrosinkinase daran gehindert, ATP als notwendigen Co-Faktor zur Autophosphorylierung der Tyrosinreste zu verwenden, wodurch die Aktivierung verschiedener Zellproliferationswege gehemmt wird. So können zwar extrazellulär noch Wachstumsfaktoren an die HER2- und EGFR-Rezeptoren binden, jedoch wird die interne Signaltransduktion, die das Zellwachstum der Krebszelle induziert, von Lapatinib unterbunden [12].

Klinische Daten

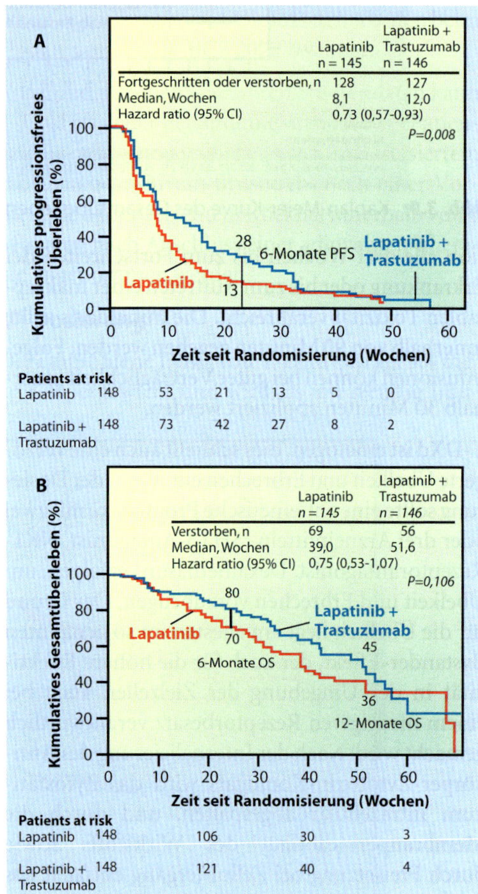

Abb. 3.10: Kaplan-Meier-Diagramme zu PFS und OS aus der Zulassungsstudie zu Lapatinib mit Trastuzumab (mod. n. [13]).

In der Zulassungsstudie erfolgte der Vergleich von Trastuzumab als Monotherapie vs in Kombination mit Lapatinib. Pro Studienarm wurden 148 Patientinnen eingeschlossen. Dabei lag der primäre Studienendpunkt – das progressionsfreie Überleben (PFS) – bei 12 vs. 8,1 Wochen, wohingegen der sekundäre Endpunkt als Gesamtüberleben (OS) definiert wurde und bei 14,0 vs 9,5 Monate lag.

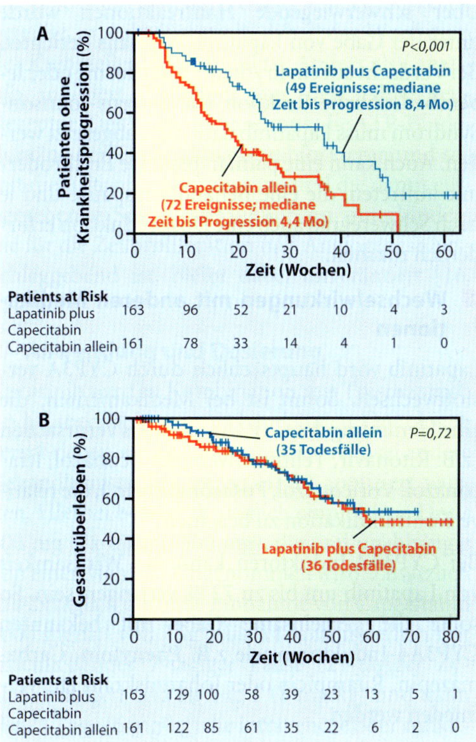

Abb. 3.11: Kaplan-Meier-Diagramme zu PFS und OS aus der Zulassungsstudie zu Lapatinib in Kombinationstherapie mit Capecitabin und Capecitabin allein (mod. n. [14]).

In einer weiteren Studie wurde Lapatinib bei Patientinnen mit fortgeschrittenen oder metastasierten Erkrankungen, die nach einer vorangegangen Therapie, die Anthrazykline und Taxane sowie Trastuzumab einschloss, progredient waren, in der Kombination mit Capecitabin vs. Capecitabin alleine überprüft. In der Studie, in der 399 Patienten 1:1 randomisiert wurden, konnte die Kombination die Zeit bis zur Progression von 18,3 auf 23,9 Wochen verlängern (Hazard Ratio 0,57). Das mediane Überleben war allerdings nicht signifikant verlängert. Die Studiendaten zeigten anders als bei Tucatinib (☞ Kap. 3.6.) ein nur mäßiges objektives Ansprechen von Hirnmetastasen. Die beobachtete Aktivität in der Prävention von Hirnmetastasen in dieser Patientengruppe war ebenfalls – anders als bei Tucatinib – begrenzt.

Lapatinib ist in Kombination mit einem Aromatase-Inhibitor bei postmenopausalen Frauen bei HER2/neu-positivem und Hormonrezeptor-positivem Brustkrebs zugelassen, die nicht für eine Chemotherapie vorgesehen sind. Dabei ist zu beachten, dass keine Daten zur Wirksamkeit dieser Kombination im Vergleich zu Trastuzumab in Kombination mit einem Aromatase-Inhibitor vorliegen. Das mediane progressionsfreie Überleben war in der Studie EGF3008 signifikant länger (medianes PFS 35,4 vs 13,0 Monate; *Hazard Ratio* 0,71 [0,53; 0,96; p=0,019]) in der Gruppe in der kombiniert behandelten Frauen vs. der nur mit Letrozol behandelten Patienten. Das Gesamtüberleben war nicht signifikant besser [15].

Dosierungen

Die tägliche orale Einnahmedosis von Lapatinib beträgt fortlaufend 1250 mg in Kombination mit 2000 mg/m²/Tag Capecitabin, wobei dessen Einnahme auf zwei Einzelgaben im 12h-Abstand an Tag 1-14 eines 21-tägigen Behandlungszyklus aufgeteilt werden soll.

In der Kombinationstherapie mit Trastuzumab beträgt die tägliche Einnahmedosis von Lapatinib 1000 mg, während Trastuzumab wöchentlich intravenös verabreicht werden soll. Die Initialdosis beträgt hierbei 4 mg/kg und wird dann auf 2 mg/kg gesenkt.

In Kombination mit einem Aromatase-Inhibitor beträgt die empfohlene Tagesdosis 1500 mg, während die Dosis des Aromatase-Inhibitors produktabhängig ist.

Nebenwirkungsmanagement

Lapatinib kann eine Verschlechterung der linksseitigen Herzleistung verursachen. Daher sollte vor Behandlungsbeginn eine Überprüfung der Herzfunktion einschließlich der LVEF-Bestimmung durchgeführt werden. Auch unter der Behandlung sollte die Herzfunktion inklusive LVEF überwacht werden. In den Studien mit metastasierten Patienten wurde in der Kombination mit Trastuzumab eine Verringerung der LVEF von 7 % beobachtet,

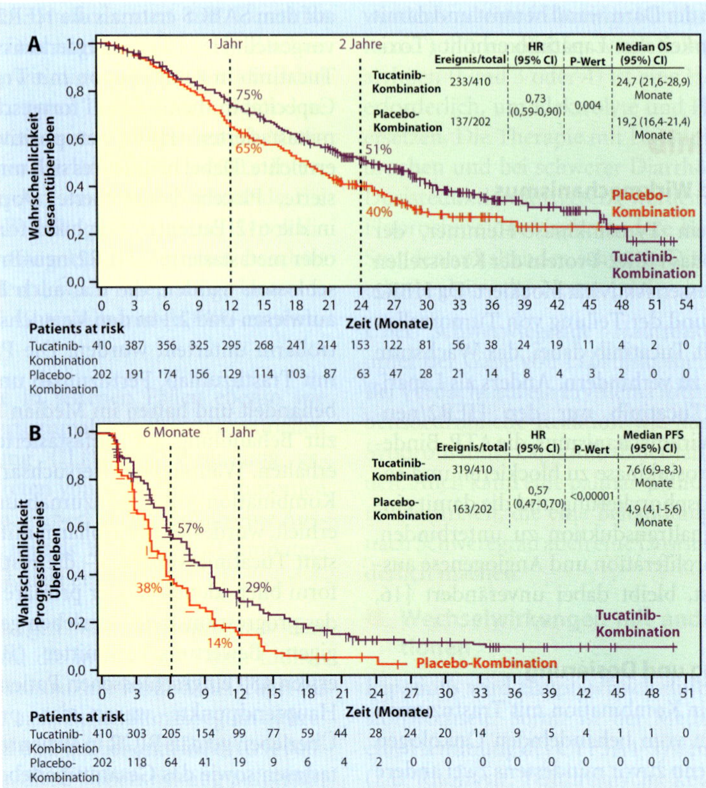

Abb. 3.12: Kaplan-Meier-Diagramm aus der HER2CLIMB-Studie, die das Gesamtüberleben (A) und das progressionsfreie Überleben (B) im Vergleich beider Therapiearme zeigt (mod. n. [21]).

des guten Ansprechens der Patientinnen auf die neue Therapie wurde das Studienprotokoll nach der medianen Nachbeobachtungszeit von 14 Monaten geändert, um eine Entblindung zu erlauben, um Patientinnen des Placebo-Arms auch die Kombinationstherapie mit Tucatinib zu ermöglichen [21].

Aufgrund dieser vielversprechenden Daten der Kombinationstherapie von Tucatinib mit Trastuzumab und Capecitabin ist es seit April 2020 in den USA und seit Februar 2021 in der EU zugelassen [17, 22].

Nebenwirkungsmanagement

Neben positiven Therapieeffekten wurden auch unerwünschte Ereignisse in der HER2CLIMB-Studie berichtet [21]. Die häufigsten unerwünschten Ereignisse ≥ Grad 3 (≥ 5%) unter der Tucatinib-Kombinationstherapie waren: Hand-Fuß-Syndrom (14,1%), Diarrhö (13,1%), Erhöhung der Alanin-Amino-Transferase (5,7%) und Fatigue (5,4%). In der Kombinationstherapie von Tucatinib mit Trastuzumab und Capecitabin traten bei 29 % der Patientinnen schwerwiegende Nebenwirkungen auf, die Übelkeit (2 %), Erbrechen (3 %) und Diarrhö (4 %) umfassten [17]. Insgesamt wurden bei 82 % der Patientinnen Diarrhö mit einer medianen Zeit bis zum Auftreten von 12 Tagen aufgezeigt, wobei 13 % Schweregrad 3 und höher ausbildeten und es bei 6 % der Patienten zu einer Dosisreduktion und bei 1 % zum Behandlungsabbruch wegen Diarrhö kam. Ein Abklingen der Beschwerden erfolgte im Median innerhalb von 8 Tagen.

Auch kam es im Median nach 37 Tagen bei 41 % der Patientinnen unter dieser Therapiekombination zu einem Anstieg der ALT-, AST- und Bilirubinwerte, wodurch eine regelmäßige Kontrolle (z.B. alle 21 Tage) dieser Blutparameter empfohlen wird [17]. Bei 9 % der Patientinnen war ein Schweregrad von 3 oder größer zu verzeichnen, was häufig durch eine Dosisreduktion gehandhabt werden konnte. Die Werte der meisten Patientinnen (84 %) normalisierten sich im Median nach weiteren 22 Tagen.

Ebenfalls wurde ein reversibler Anstieg des Serumkreatinins erfasst, der jedoch keine Auswirkung auf die glomeruläre Filtration ausübte und auf der Hemmung des renalen tubulären Kreatinintransports beruht.

Das Therapiemanagement sollte sich vor allem auf die häufig auftretende Diarrhoe fokussieren. So ist eine ausführliche Patientenedukation inklusive der Verordnung von Loperamid gemäß Indikation sinnvoll. Auch kann ein Hand-Fuß-Syndrom auftreten, sodass auch hier eine Verordnung von medikamentösen Hilfsmitteln und eine ausreichende Hautpflege empfohlen werden sollten.

3.7. Der neue Behandlungsalgorithmus 2022

Die Einordnung der neuen Substanzen in den Therapiealgorithmus hat aktuell stattgefunden. Dies spiegelt der AGO-Algorithmus zur Behandlung des HER2-positiven metastasierten Mammakarzinoms wieder. Fest steht, dass Tucatinib und T-DXd die Therapie erheblich verbessern und das Überleben der Patientinnen mit metastasiertem HER2-positivem Brustkrebs klinisch relevant verlängern. Zum Zeitpunkt der Niederschrift dieses Buches können die neuen Substanzen wie in dem unten benannten Algorithmus eingesetzt werden. Dies ist jedoch nur eine Momentaufnahme, da in rascher Reihenfolge weitere Zulassungen für die neuen Substanzen erwartet werden, sodass sie in Zukunft auch in früheren Therapielinien zum Einsatz kommen.

Die mittlerweile vielfältigen Möglichkeiten und neue Behandlungsoptionen der medikamentösen Therapien führen zu einer fortschreitenden Chronifizierung der Erkrankung, sodass Patientinnen heute mit dieser Erkrankung immer länger leben können. Allerdings können die Therapien und Erkrankung durch die Symptome und potentielle Nebenwirkungen die Lebensqualität der Patientinnen beeinträchtigen, wodurch eine professionelle Betreuung der Patientinnen kontinuierlich erforderlich ist. Diese Betreuung sollte ganzheitlich in dem Behandlungsteam erfolgen. Hierbei kann die Kombination aus ärztlicher und nichtärztlicher Unterstützung sicher hilfreich sein.

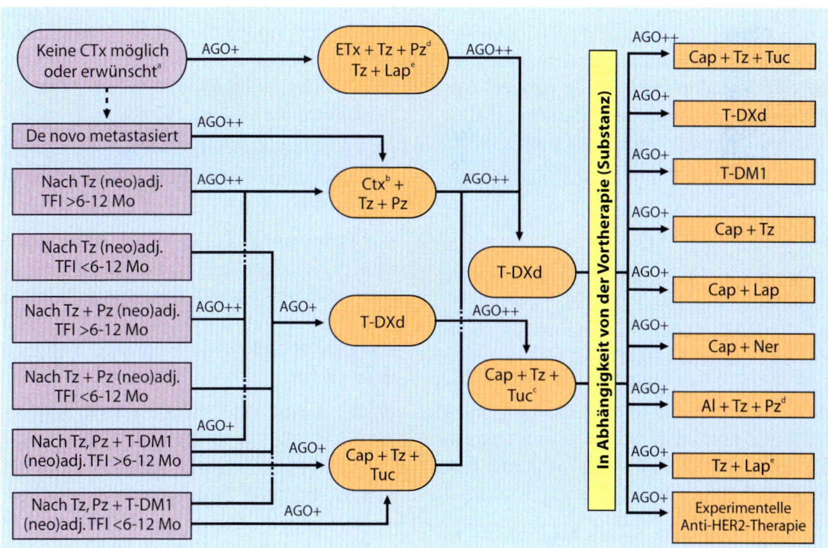

Abb. 3.13: AGO-Therapiealgorithmus bei HER2-positivem, metastasiertem Mammakarzinom: 1.-3. Linie (mod. n. [23]). **AI**: Aromatasehemmer; **Cap**: Capecitabin; **CTx**: Chemotherapie: **ETx**: endokrine Therapie; **Lap**: Lapatinib; **Mo**: Monate; **Ner**: Neratinib; **Pz**: Pertuzumab; **TDM-1**: Trastuzumab Emtansin: **T-DXd**: Trastuzumab-Deruxtecan; **TFI**: treatment-free interval; **Tuc**: Tucatinib; **Tz**: Trastuzumab; [a] kein Überlebensvorteil, CTx in Erwägung ziehen; [b] Docetaxel (++), Paclitaxel (++), nab-Paclitaxel (+), Vinorelbin (+, nur sekundär metastasiert); [c] nur nach TDM-1; [d] nur Hormonrezeptor-positiv; [e] nur Hormonrezeptor-negativ.

3.8. Literatur

1. Diagnostik und Therapie früher und fortgeschrittener Mammakarzinome - Chemotherapie mit oder ohne zielgerichtete Substanzen* beim metastasierten Mammakarzinom. (https://www.ago-online.de/fileadmin/ago-online/downloads/_leitlinien/kommission_mamma/2022/Einzeldateien/AGO_11-2022D_19_Chemotherapie_beim_met._MaCa_MASTER_schwarz.pdf) Version 2022.2D

2. EPAR Herceptin (https://www.ema.europa.eu/en/documents/product-information/herceptin-epar-product-information_de.pdf)

3. Slamon DJ, Clark GM, Wong SG, Levin WJ, Ullrich A, McGuire WL. Human breast cancer: correlation of relapse and survival with amplification of the HER-2/neu oncogene. Science. 1987;235(4785):177-82

4. Slamon DJ et al. Use of Chemotherapy plus a Monoclonal Antibody against HER2 for Metastatic Breast Cancer That Overexpresses HER2. N Engl J Med 2001; 344:783-792

5. Trastuzumab: Brustkrebs schädigt das Herz. DAZ 2006. https://www.deutsche-apotheker-zeitung.de/daz-az/2006/daz-35-2006/uid-16416#:~:text=Erste%20Ergebnisse%20lassen%20vermuten%2C%20dass,wird%20eine%20symptomatische%20Herzinsuffizienz%20entwickeln.

6. Swain SM et al. End-of-study analysis from the phase III, randomized, double-blind, placebo (Pla)-controlled CLEOPATRA study of first-line (1L) pertuzumab (P), trastuzumab (H), and docetaxel (D) in patients (pts) with HER2-positive metastatic breast cancer (MBC). Journal of Clinical Oncology 2019;37(15 suppl) 1020

7. Baselga J, Cortés J, Kim SB, et al. Pertuzumab plus Trastuzumab plus Docetaxel for Metastatic Breast Cancer. N Engl J Med 2012; 366:109-119

8. Verma S, Dieras V, Gianni L, Miles D, Welslau M, Pegram MD, Baselga J, Guardino E, Fang L, Linehan CM, Blackwell KL. EMILIA: A phase III, randomized, multicenter study of trastuzumab-DM1 (T-DM1) compared with lapatinib (L) plus capecitabine (x) in patients with HER2-positive locally advanced or metastatic breast cander (MBC) and previously treated with a trastuzumab-based regimen. ASCO 2012 annual meating Chicago 2012 LBA1)

9. Modi S, Saura C, Yamashita T, Park YH, Kim SB, Tamura K, Andre F, Iwata H, Ito Y, Tsurutani J, Sohn J, Denduluri N, Perrin C, Aogi K, Tokunaga E, Im SA, Lee KS, Hurvitz SA, Cortes J, Lee C, Chen S, Zhang L, Shahidi J, Yver A, Krop I; DESTINY-Breast01 Investigators. Trastuzumab Deruxtecan in Previously Treated HER2-Positive Breast Cancer. N Engl J Med. 2020;382(7):610-621

10. Saura C, et al. Poster auf dem ESMO Kongress 2021, 16.–21. September 2021, virtuell. Poster-Nr. 279P

11. Cortés J, Kim SB, Chung WP, Im SA, Park YH, Hegg R, Kim MH, Tseng LM, Petry V, Chung CF, Iwata H, Hamilton E, Curigliano G, Xu B, Huang CS, Kim JH, Chiu JWY, Pedrini JL, Lee C, Liu Y, Cathcart J, Bako E, Verma S, Hurvitz SA; DESTINY-Breast03 Trial Investigators. Trastuzumab Deruxtecan versus Trastuzumab Emtansine for Breast Cancer. N Engl J Med. 2022;386(12):1143-1154

12. Nelson MH, Dolder CR. Lapatinib: a novel dual tyrosine kinase inhibitor with activity in solid tumors. Ann Pharmacother. 2006;40(2):261-9

13. Blackwell KL et al. Randomized Study of Lapatinib Alone or in Combination WithTrastuzumab in Women With ErbB2-Positive, Trastuzumab-Refractory Metastatic Breast Cancer. J Clin Oncol. 2010; 28:1124-1130

14. Geyer CE et al. Lapatinib plus Capecitabine for HER2-Positive Advanced Breast Cancer. N Engl J Med. 2006; 355:2733-2743

15. Johnston S, Pippen J Jr, Pivot X, Lichinitser M, Sadeghi S, Dieras V, Gomez HL, Romieu G, Manikhas A, Kennedy MJ, Press MF, Maltzman J, Florance A, O'Rourke L, Oliva C, Stein S, Pegram M. Lapatinib combined with letrozole versus letrozole and placebo as first-line therapy for postmenopausal hormone receptor-positive metastatic breast cancer. J Clin Oncol. 2009;27(33):5538-46

16. U.S. Food and Drug Administration (FDA) (Press release). "FDA Approves First New Drug Under International Collaboration, A Treatment Option for Patients with HER2-Positive Metastatic Breast Cancer". 17 April 2020. Retrieved 17 April 2020.

17. EPAR Tukysa (https://www.ema.europa.eu/en/documents/product-information/tukysa-epar-product-information_ de.pdf)

18. Murthy R et al. Tucatinib vs placebo, both combined with capecitabine and trastuzumab, for patients with pretreated HER2-positive metastatic breast cancer with and without brain metastases (HER2CLIMB). Cancer Research 2020;80(4_Supplement), SABCS 2020: Abstract GS1-01.

19. Murthy RK, Loi S, Okines A, Paplomata E, Hamilton E, Hurvitz SA, Lin NU, Borges V, Abramson V, Anders C, Bedard PL, Oliveira M, Jakobsen E, Bachelot T, Shachar SS, Müller V, Braga S, Duhoux FP, Greil R, Cameron D, Carey LA, Curigliano G, Gelmon K, Hortobagyi G, Krop I, Loibl S, Pegram M, Slamon D, Palanca-Wessels MC, Walker L, Feng W, Winer EP. Tucatinib, Trastuzumab, and Capecitabine for HER2-Positive Metastatic Breast Cancer. N Engl J Med. 2020;382(7):597-609.

20. Lin NU, Murthy RK, Abramson V, Anders C, Bachelot T, Bedard PL, Borges V, Cameron D, Carey LA, Chien

AJ, Curigliano G, DiGiovanna MP, Gelmon K, Hortobagyi G, Hurvitz SA, Krop I, Loi S, Loibl S, Mueller V, Oliveira M, Paplomata E, Pegram M, Slamon D, Zelnak A, Ramos J, Feng W, Winer E. Tucatinib vs Placebo, Both in Combination With Trastuzumab and Capecitabine, for Previously Treated ERBB2 (HER2)-Positive Metastatic Breast Cancer in Patients With Brain Metastases: Updated Exploratory Analysis of the HER2CLIMB Randomized Clinical Trial. JAMA Oncol. 2022 Dec 1:e225610. doi: 10.1001/jamaoncol.2022.5610. Online ahead of print.

21. Curigliano G, Mueller V, Borges V, Hamilton E, Hurvitz S, Loi S, Murthy R, Okines A, Paplomata E, Cameron D, Carey LA, Gelmon K, Hortobagyi GN, Krop I, Loibl S, Pegram M, Slamon D, Ramos J, Feng W, Winer E. Tucatinib versus placebo added to trastuzumab and capecitabine for patients with pretreated HER2+ metastatic breast cancer with and without brain metastases (HER2CLIMB): final overall survival analysis. Ann Oncol. 2022;33(3):321-329

22. https://www.fda.gov/drugs/resources-information-approved-drugs/fda-approves-tucatinib-patients-her2-positive-metastatic-breast-cancer

23. AGO_2022D_26_Therapiealgorithmen.pdf (ago-online.de)

Lebensqualität bei Patientinnen mit HER2/neu-positivem mBC

4. Lebensqualität bei Patientinnen mit HER2/neu-positivem mBC

4.1. Patient Reported Outcomes (PRO)

Bei Krebspatienten, die eine fortgeschrittene Erkrankung aufweisen, bei der eine Heilung nicht mehr möglich ist, steht der Erhalt der Lebensqualität im Vordergrund. Da heutzutage mit fortschreitender, personalisierter Therapie auch beim metastasierten Mammakarzinom ein stabiler Erhalt und ein verzögerter Progress der Erkrankung möglich ist, sollte – neben der Erhöhung der Lebenserwartung – auch der Lebensqualität und ihrem bestmöglichen Erhalt ein hoher Stellenwert eingeräumt werden. Gesundheitsbezogene Lebensqualität, die als Indikation der therapeutischen Wirksamkeit v.a. nach Interventionen gesehen wird, umfasst hierbei nicht nur physische, sondern auch psychische und soziale Aspekte des Patienten. Es bezieht sich hierbei auf die subjektiv wahrgenommene Gesundheit des Patienten, die in erster Linie durch *Patient Reported Outcomes* (PROs), also vom Patienten berichtete und dokumentierte Lebensqualitätsaspekte, erfasst werden. Zur Erfassung dieser werden standardisierte Fragebögen verwendet, die sich nicht nur auf Tumor- oder Therapie-bezogene Symptome beziehen, sondern auch soziologische Gesichtspunkte des Patienten miteinbeziehen.

4.2. Onko-Coaching

Eine Krebsdiagnose – egal ob in der kurativen oder palliativen Situation – stellt für die Betroffenen immer eine Zäsur dar, die mit Ängsten, Sorgen und Ungewissheit verbunden ist. Auch im Therapieverlauf müssen sich Patienten immer wieder auf unbekannte Situationen einstellen und sind mit wichtigen Entscheidungen konfrontiert. Eine patientenorientierte Kommunikation und bedarfsgerechte Unterstützung durch den Arzt und das gesamte therapeutische Umfeld spielen daher eine besonders wichtige Rolle: So lassen sich über eine vertrauensvolle Beziehung zwischen Arzt und Patient inklusive gemeinsamer Entscheidungsfindung nicht nur die Therapietreue, sondern auch der Therapieerfolg positiv beeinflussen. Dem Thema der Kommunikation wurde jedoch lange Zeit in der Ausbildung des medizinischen Personals wenig Beachtung geschenkt und stellt auch heute noch bei zunehmendem Zeitdruck im Arbeitsalltag eine Herausforderung dar. So wurde erst im Jahr 2012 die Gesprächsführung als Teil der ärztlichen Ausbildung in die Approbationsordnung aufgenommen und drei Jahre später ein nationales Muster-Curriculum für die Lerninhalte zur Kommunikation in der Medizin verabschiedet [1, 2]. Der zunehmende Zeitdruck wird in Quartalsberichten hämato-onkologischer Praxen deutlich, wonach die Anzahl der pro Arzt versorgten Patienten innerhalb von 10 Jahren um 28 % angestiegen ist [3]. Dabei kann eine gute Kommunikation nicht nur auf Seiten der Ärzte Aufwand insgesamt reduzieren, sondern auch die Zufriedenheit bei beiden Parteien – den Ärzten und den Patienten – erhöhen [4].

Das Onko-Coaching ist eine innovative Weiterentwicklung in der Onkologie und dient zur Entlastung der Ärzte und der Versorgungsstrukturen des Gesundheitssystems sowohl in Deutschland als auch weltweit. Dabei handelt es sich um ein neues Begleitungstherapiekonzept zwischen Arzt, Patienten und Onko-Coach. Es wurde zur Unterstützung der Patienten während einer onkologischen Erkrankung implementiert und soll das Wohlbefinden und die Lebensqualität der Erkrankten verbessern. Onko-Coaching dient dabei nicht nur zur Optimierung bestehender Therapiesysteme, sondern präveniert auch die Vernachlässigung der Therapien und führt somit zur Verbesserung der Behandlungsergebnisse [5].

In diesem Versorgungsmodell spielt der Onko-Coach eine zentrale Rolle, der als vollständig ausgebildetes medizinisches Fachpersonal der Onkologie eine zusätzliche Weiterbildung zum Onko-Coach durchlaufen hat. Dies ist notwendig, da ein Coach mehr Verantwortungsbereiche übernimmt und bestimmte Kompetenzen besitzen muss. Er muss Verantwortung in einem strukturierten Prozess übernehmen und den Patienten während seiner gesamten Therapiedauer unterstützen, ebenso wie fundiertes Grundwissen aus der Kommunikationswissenschaft, der Verhaltenslehre und der Wissenschaft haben [5].

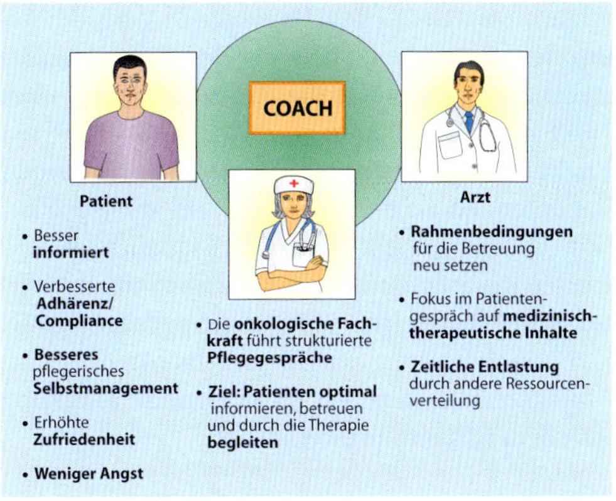

Abb. 4.1: Patienten-Coaches Betreuungsmodell für onkologische Patienten (mod. n. [6]).

Während der Therapie überwacht der Coach die Einhaltung der Behandlung sowie die Reaktion des Patienten auf die Therapie sowie etwaige Nebenwirkungen der Behandlung. Eine Non-Adhärenz des Patienten bei oralen Therapien sollen vom Onko-Coach rechtzeitig erkannt und eine Strategie zur Bewältigung dieser Herausforderung entwickelt werden. Dabei sollen sie Unterstützung bei Unsicherheit in Bezug auf die korrekte Einnahme von Tabletten leisten, aber auch den Patienten im Nebenwirkungsmanagement schulen, sodass dieser beim Auftreten von unerwarteten Ereignissen wie hohem Blutdruck, Nasenblutungen oder Erbrechen richtig handeln kann. Bei Nebenwirkungen oder Toxizitätsreaktionen soll der Coach Hilfestellung bezüglich der Supportivmedizin wie der Rehabilitation, der Palliativmedizin, der Schmerz-, Bewegungs- und Ernährungstherapie geben. Ziel ist es, dass Onko-Coaches dem Patienten beibringen Notsituationen zu erkennen und richtig zu handeln. Der Coach soll generell als konstanter Begleiter angesehen werden, der dem Erkrankten hilft, gefasst durch die Therapie zu gehen, sie leichter zu akzeptieren und schlussendlich besser zu überstehen. Zusätzlich zum engen Patientenkontakt haben Onko-Coaches aber auch die Aufgabe, einen engen Kontakt zwischen Ärzten verschiedener Fachdisziplinen, Ambulanzen und Stationen aufrecht zu halten und während des Behandlungsprozesses einen ganzheitlichen Überblick zu garantieren. Dabei ist es wichtig, dass der Onko-Coach sicherstellt, dass die Dokumentation des Patienten den Arzt frühzeitig erreicht und Medikamentenbestellung sowie Arzneimittelzubereitung rechtzeitig getätigt werden. Um den engen Kontakt zum Arzt und eine bestmögliche Versorgung zu gewährleisten, nehmen Onko-Coaches auch bei interdisziplinären Tumorkonferenzen und Visiten teil sowie verschiedenen Sitzungen in Brustzentren, verschiedenen Fortbildungen und Patiententagen. Das allgemeine Ziel des Onko-Coaches ist es, zusammen mit den Patienten alle gegebenen Ressourcen für eine erfolgreiche Behandlung zu nutzen, dabei das Versorgungssystem und Ärzte zu entlasten, indem sie dem Patienten helfen, sich selbst während seiner Therapie zu helfen [5, 7]. Dieses Versorgungsmodell ist insbesondere bei den immer komplexer werdenden Therapien des mBC gut geeignet, um Patienten zu begleiten. Die Steigerung der intrinsischen Motivation durch das Coaching kann helfen Therapien besser zu ertragen und durchzuhalten, sodass dies einen positiven Einfluss auf das Überleben haben kann.

4.3. Digitale Gesundheitsapplikationen (DiGAs)

Die Digitalisierung spielt heutzutage weltweit in allen Sektoren eine wichtige Rolle, dies ist auch bei der Betreuung onkologischer Patienten sichtbar.

Mit dem Gesetz zur Digitalisierung des Gesundheitswesens hat die Bundesregierung dafür gesorgt, dass erstmals Ende des Jahres 2019 in der Psychiatrie/Psychotherapie digitale Gesundheitsapplikationen, sogenannte DiGAs, vom Bundesinstitut für Arzneimittel und Medizinprodukte (BfArM) zugelassen wurden. Dabei sollen DiGAs die Betreuung und Kommunikation von Patienten und den Behandlungsteams unterstützen, den Krankheitsverlauf beobachten und krankheitsrelevante Ereignisse erkennen und so zu positiven Effekten vor allem im Bereich der Versorgung und Behandlung chronisch erkrankter Patienten führen. Im Bereich der Onkologie wurden im Verlauf der letzten Jahre, durch die Chronifizierung von Krebserkrankungen, auch solche DiGAs entwickelt, die seit dem Jahr 2020 ebenfalls zugelassen sind. Dabei sind die Einsatzgebiete dieser digitalen Applikationen vielfältig und reichen von digitalen Informationsbroschüren über digitale Tagebücher oder Online-Coachings zu Software Programmen, die u.a. in der Diagnostik zum Einsatz kommen. So vielfältig und fremd solche Online-Anwendungen erscheinen mögen, haben alle DiGAs das Ziel, die

Betreuung des Patienten zu verbessern. Diese Eigenschaft, einen positiven Effekt für den Patienten zu haben, müssen DiGAs neben weiteren Voraussetzungen erfüllen, um in Deutschland in das sogenannte DiGA-Verzeichnis gemäß §139e des Sozialgesetzbuches SGB V aufgenommen zu werden, welches vom Bundesinstitut für Arzneimittel und Medizinprodukte (BfArM) ins Leben gerufen wurde und streng überwacht wird. Nur geprüfte digitale Anwendungen, die die Voraussetzungen gemäß §§ 3 bis 6 der DiGAV erfüllen, dürfen gelistet und im Rahmen der gesetzlichen Krankenkassen verordnet werden. Dabei muss es sich um ein zertifiziertes Medizinprodukt der Risikoklassen I oder IIa der MDR (Verordnung 2017/745 über Medizinprodukte) handeln und eine digitale Wirkweise aufzeigen, die Patienten in ihrer Erkrankung unterstützt. Dieser Benefit, den die digitale Anwendung mit sich bringt, muss ebenfalls mittels Studien nachgewiesen werden, die aufzeigen, welchen Mehrwert die Nutzung der Anwendung im Vergleich zur Nicht-Nutzung hat. Da es sich um digitale Applikationen handelt, müssen außerdem bestimmte Anforderungen an den Datenschutz und die Datensicherheit erfüllt sein [8].

International sind bis dato große Studien zu diesem Thema durchgeführt und publiziert worden. Die größte Studie, die auf dem amerikanischen Krebskongress im Jahr 2017 sehr viel Aufsehen erregt hat, ist die Studie von Ethan Basch [9]. Diese Studie basiert auf dem Einsatz der Dokumentation von Patient Reported Outcomes (PROs). Patienten, die an dieser Studie teilgenommen haben, hatten fortgeschrittene onkologische Erkrankungen aus dem Bereich des Brust-, Lungen- und Urogenitalkrebses. Die Studie wurde im Norden von New York an einem onkologischen Zentrum über mehrere Jahre durchgeführt. Patienten wurden entweder normal betreut und behandelt oder per Los einer Patientengruppe zugeordnet, die eine webbasierte Applikation begleitend zu der üblichen Betreuung nutzen. Diese webbasierte Applikation enthielt zwölf Fragen zur Befindlichkeit, die über eine Skalierung beantwortet werden musste. Die betreuenden Krankenschwestern und Ärzte hatten Zugang zu dieser Dokumentation, die somit zeitnah gesichtet werden konnte. Wurden bestimmte Schwellenwerte bei der Dokumentation der Beschwerden überschritten, so bekam die zuständige Krankenschwester eine Alarm-E-Mail. Daraufhin setzte diese sich mit dem Patienten in Verbindung, um diesen gegebenenfalls ins Zentrum einzubestellen. Die Ergebnisse dieser Studie, an der über 700 Patienten teilnahmen, zeigen einen positiven Effekt auf die Lebensqualität der teilnehmenden Patienten. So zeigten Patienten, die die Applikation nutzten, eine höhere Lebensqualität als Patienten der Standardgruppe. Darüber hinaus zeigten Patienten der Interventionsgruppe eine signifikante Verbesserung des Überlebens von über fünf Monaten unabhängig von der Grunderkrankung und dem Behandlungsverlauf [9].

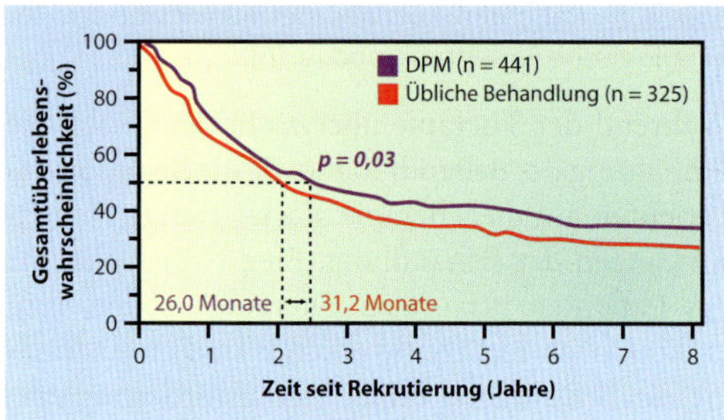

Abb. 4.2: Überlebensunterschiede in der Web-Applikation vs Normalbehandlung (mod. n. [9]).

Solche Vorteile der digitalen Begleitung von krebserkrankten Patienten wurden auch in der Studie von Dennis et al. [10] aufgezeigt. In ihrer randomisierten Studie wurden zwischen 2014 und 2016 121 Patienten eingeschlossen, die an fortgeschrittenem, nicht progredientem Lungenkrebs (Stadium IIA bis IV) erkrankt waren. Nach dem Zufallsprinzip wurden diese entweder einer webbasierten Symptomüberwachung (PRO-Gruppe) oder einer Standardbehandlung mit geplanter Bildgebung alle 3 bis 6 Monate zugeordnet. In beiden Gruppen konnten nach Bedarf bildgebende Analysen zusätzlich durchgeführt werden. Außerdem wurden in der PRO-Gruppe die Patienten aufgefordert, zwischen den Arztbesuchen wöchentlich Online-Fragen zu 13 häufig auftretenden Symptomen zu beantworten. Wenn der Patient Symptome vordefinierter Kriterien bezüglich des Schweregrades oder einer Verschlechterung dokumentierte, wurde automatisch eine Warn-E-Mail an den behandelnden Onkologen ausgesandt. Die Symptomüberwachung nach der Behandlung von Lungenkrebs war im Vergleich zur standardmäßigen bildgebenden Überwachung mit einem erhöhten Überleben von im Median 9 Monaten verbunden.

Eine mögliche Ursache hierfür besteht darin, dass Symptome, die auf unerwünschte Ereignisse oder einen Progress hindeuten, früher erkannt werden.

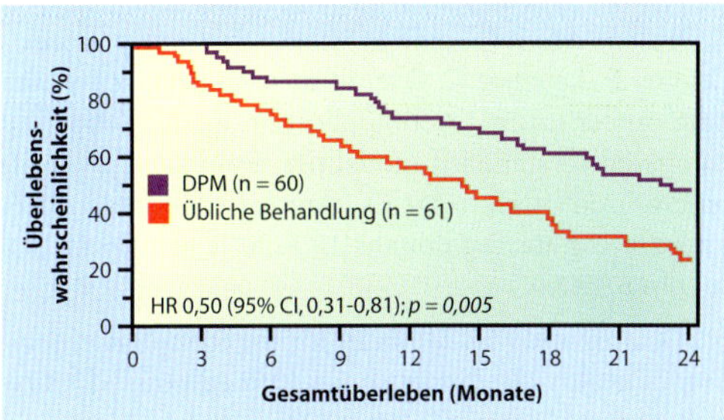

Abb. 4.3: Gesamtüberlebensunterschied in der Web-Applikation vs Normalbehandlung (mod. n. [10]).

4.4. Palliativversorgung

Die Prognose des metastasierten HER2/neu-positiven Mammakarzinoms hat sich seit der Einführung von Trastuzumab und weiterer HER2-gerichteter Medikamente erheblich verbessert. Die aktuellen Zahlen aus dem deutschen PRAEGNANT-Register zeigen eindrucksvoll, dass das Überleben der Patientinnen sich nicht mehr wesentlich von dem Überleben der Hormonrezeptor-positiven Patientinnen unterscheidet. Heute kann eine solche Patientin über 5 Jahre im Median mit der Erkrankung leben. Eine Heilung ist aber dennoch nur in seltenen Ausnahmefällen möglich, sodass irgendwann im Laufe der Erkrankung die Symptomlast zunimmt und eine umfassendere Versorgung notwendig wird.

Dies ist die typische Situation für eine palliativmedizinische Begleitung. Hierbei geht es um eine Symptomkontrolle unter Einbeziehung aller Beteiligten in einem multiprofessionellen Team. Dabei kann eine ambulante (SAPV) oder eine stationäre Versorgung notwendig sein. Die Symptomkomplexe sind dabei sehr unterschiedlich, je nachdem welches Metastasierungsmuster vorliegt oder wie die soziale Betreuungssituation sowie eventuelle Komorbiditäten das Bild beeinflussen. Wichtig erscheint ein solches Angebot rechtzeitig zu machen, um das Leiden am Ende des Lebens zu lindern. Durch zunehmenden Zeitmangel, komplexer werdende Therapiekonzepte und die Notwendigkeit des multidisziplinären/-professionellen Austauschs [4] wird es immer wichtiger, Prozesse und Strukturen zu optimieren, um onkologischen Patienten auch zukünftig eine optimale Betreuung anzubieten. Diese sollte geprägt sein von Zuwendung, Unterstützung und Kontinuität. Ansätze, die Kommunikation mit Patienten zu verbessern [11], scheitern oft an mangelnden Kapazitäten (Zeit/Personal), fehlenden Vergütungen oder unzureichenden Implementierungen in Praxisabläufe [12]. Die Förderung der Gesundheitskompetenz bei Patienten entspricht der Empfehlung des aktuellen SVR-Gutachten 2018. Zusätzlich haben Patienten nach §27 SGB V Anspruch auf Palliativversorgung. „*Early Integration*" (EI) wird von allen führenden Fachgesellschaften befürwortet und es wird dazu aufgerufen, die Vorrausetzungen für die Umsetzung durch interdisziplinäre und multiprofessionelle Handlungsansätze zu fördern. Neben der ethisch-moralischen Verpflichtung für EI zeigen internationale Studien sogar, dass dadurch Versorgungskosten eingespart werden können [13]. Leider fehlen für EI in Deutschland bislang die geeigneten Versorgungsstrukturen und qualifiziert implementierte Versorgungspfade.

4.5. Hirnmetastasen

Wie bereits beschrieben ist das HER2/neu-positive Mammakarzinom mit einer hohen Wahrscheinlichkeit verbunden, zerebrale Metastasen zu entwickeln. In dieser palliativen Situation sollten diese Fernmetastasen, neben der tumorspezifischen medikamentösen Therapie, primär symptomatisch behandelt werden. Dazu wird die Gabe von Glukokortikosteroiden empfohlen, um Perifokalödeme in der entsprechenden Hirnregion zu reduzieren. Bei lokal begrenzten, isolierten Zerebralmetastasen kann eine lokale Therapie inklusive Operation und/oder Bestrahlung ebenfalls zielführend sein. Da es sich beim metastasierten Mammakarzinom um eine palliative Situation handelt, sollte v.a. im Hinblick auf die Radiatio zerebraler Areale der Nutzen gegenüber den Nebenwirkungen abgewogen werden. Während eine Ganzhirnbestrahlung eine gute Tumorkontrolle mit sich bringen kann, sollte es nur bei jenen Patienten zum Einsatz kommen, bei denen Hirnmetastasen den limitierenden Faktor der Lebenszeit darstellen, da es jedoch auch kognitive Fähigkeiten des Betroffenen affektiert und zu einer verschlechterten Lebensqualität führen kann. Alternativ sollten stereotaktische Hirnmetastasenbestrahlungen – soweit technisch möglich – vorgezogen werden [14, 15].

4.6. Knochenmetastasen

Knochenmetastasen treten beim metastasierten Mammakarzinom häufig auf. Auch hier können neben der medikamentösen tumorspezifischen Therapie palliative Maßnahmen hilfreich sein. So können insbesondere schmerztherapeutische Interventionen sowohl medikamentös als auch nicht-medikamentös (Chirurgie/Radiotherapie) hilfreich sein. Zur Prophylaxe von knöchernen Ereignissen und zur Verbesserung der Schmerzsituation sind dabei auch antiresorptive Medikamente wie Bisphosphonate und Denosumab indiziert. [16].

4.7. Literatur

1. Richter-Kuhlmann E. Kommunikation: Erstes Mustercurriculum für Studierende. Deutsches Ärzteblatt 2015;2015(112(31-21))

2. Richter-Kuhlmann E, Schmitt-Sausen N. Ärztliche Kommunikation: Wie sag´ ich es? Medizin studieren 2015;2:16

3. WINHO. Qualitätsbericht der hämatologischen und onkologischen Schwerpunktpraxen. 2020. https://dl.winho.de/QS-Bericht_2020_Web.pdf, abgerufen am: 09.12.2021

4. Welslau M. Patient*innenorientierte Kommunikation in der Onkologie. https://cmemedipoint.de/onkologie/kommunikation-onkologie/ abgerufen am: 24.12.2022

5. Welslau M. 2021. Patienten Coach Aschaffenburg. Verfügbar unter: https://www.patient-coach.de/onko-coach/

6. Welslau M. 2016. PatientenCoach – Betreuungsmodell für onkologische Patienten. https://www.journalonko.de/news/lesen/patientencoach_betreuungsmodell_onkologische_patienten

7. Welslau M, Riese C, Beylich A, Borges U, Zamora P, Baumann W. Patients´ competence in oral cancer therapies. Journal of Clinical Oncology 2016;34(15 suppl) 6517. Verfügbar unter: https://ascopubs.org/doi/abs/10.1200/JCO.2016.34.15_suppl.6517

8. Das Fast-Track-Verfahren für digitale Gesundheitsanwendungen (DiGA) nach § 139e SGB V, Version 3.1 vom 18.03.2022

9. Basch E, Deal AM, Dueck AC, Scher HI, Kris MG, Hudis C, Schrag D. Overall Survival Results of a Trial Assessing Patient-Reported Outcomes for Symptom Monitoring During Routine Cancer Treatment. JAMA. 2017 Jul 11;318(2):197-198

10. Denis F, Lethrosne C, Pourel N, Molinier O, Pointreau Y, Domont J, Bourgeois HP, Senellart H, Tremolieres P, Lizee T, Bennouna J, Urban T, El Kouri C, Charron A, Septans AL, Balavoine M, Rolley C, Landry S, Solal-Celigny P, Letellier C. Overall survival in patients with lung cancer using a web-application-guided follow-up compared to standard modalities: Results of phase III randomized trial. ASCO Annual Meeting 2016. https://ascopubs.org/doi/abs/10.1200/JCO.2016.34.18_suppl.LBA9006

11. Drummond MF. Methods for the economic evaluation of health care programmes (3rd edition. ed.). Oxford: Oxford University Press 2005.

12. Berkhof M, van Rijssen J, Schellart A, Anema J, Allard J, van der Beek A: Effective training strategies for teaching communication skills to physicians: An overview of systematic reviews. Patient Educ Couns 2011, 84(2):152-62

13. Smith S, Brick A, O'Hara S, Normand C: Evidence on the cost and cost-effectiveness of palliative care: A literature review. Palliat Med 2014, 28(2):130-150

14. ONKO Internetportal. Hirnmetastasen - Herausforderung für Patienten und Ärzte. https://www.krebsgesellschaft.de/onko-internetportal/basis-informationen-krebs/krebsarten/hirntumor/hirnmetastasen.html abgerufen am 24.12.2022

15. Hirnmetastasen. Deutsche Hirntumorhilfe e.V. https://www.hirntumorhilfe.de/hirntumor/tumorarten/hirnmetastasen/ abgerufen am 24.12.2022

16. Bisphosphonate und Denosumab bei Brustkrebs. https://www.cochrane.org/de/CD003474/BREASTCA_bisphosphonate-und-denosumab-bei-brustkrebs

Forschung und Ausblick

5. Forschung und Ausblick

Die vielversprechenden Daten aus den Studien mit den neuen Substanzen, insbesondere mit Tucatinib und T-DXd, haben die therapeutischen Optionen für Patientinnen mit metastasiertem HER2/neu-positivem Brustkrebs entscheidend verbessert. So kann eine Patientin mit dieser Erkrankungsart viele Jahre bei guter Lebensqualität überleben. Für die Zukunft bieten sich insbesondere mit T-DXd auch in früheren metastasierten Linien zusätzliche Optionen, die möglicherweise zu einer weiteren Verbesserung der Prognose führen. Hier ist eine erhebliche klinische Studienaktivität zu verzeichnen. Neben der Studienaktivität im klassischen HER2/neu-positiven Sektor finden sich nun auch Studien im Bereich der so genannten HER2-low-Population, die unter anderem im Folgenden beschrieben werden.

5.1. Ausblick zu T-DXd

T-DXd-Aktivität in der Population von HER2-low-Patientinnen

Aufgrund des sogenannten Bystander-Effektes von T-DXd war basierend auf Ergebnissen der Grundlagenforschung und präklinischer Modelle sehr schnell klar, dass T-DXd auch bei geringerer HER2/neu-Rezeptordichte auf der Tumorzelloberfläche effektiv ist. Ein recht großer Anteil der Brustkrebszellen befindet sich in dem sogenannten HER2-low-Segment. Dieses Segment ist definiert durch eine niedrigere Expression von HER2/neu ab einem Immunhistochemischen Score (ICH) von 1+ oder einem ICH-Score von 2+ und einem negativen Ergebnis bei der *in-situ*-Hybridisierung. Bisherige HER2/neu-gerichtete Therapien waren in diesem Segment nicht effektiv.

In der DESTINY-Breast04-Studie wurden 557 Patienten 2:1 randomisiert zwischen einer Therapie mit T-DXd oder einer Chemotherapie nach Wahl des behandelnden Arztes. Die Patienten in dieser Phase-III-Studie hatten eine oder zwei vorhergehende Chemotherapien in der metastasierten Krankheitssituation erhalten. 494 (88,7 %) hatten ein Hormonrezeptor-positives Mammakarzinom, die restlichen (11,3 %) waren Hormonrezeptor-negativ. In der Hormonrezeptor-positiven Gruppe war das mediane PFS 10,1 Monate bei der T-

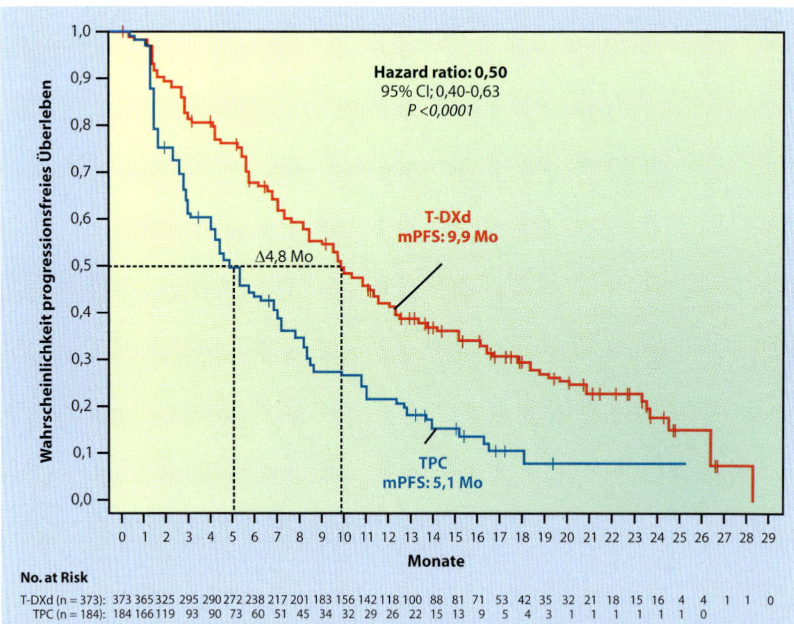

Abb. 5.1: Kaplan-Meier-Diagramm aus der DESTINY-Breast04-Studie, die das progressionsfreie Überleben aller Patienten des experimentellen Arms mit T-DXd-Gabe versus des Standardarms mit einer Chemotherapie nach Wahl des behandelnden Arztes aufweist (mod. n. [1]).

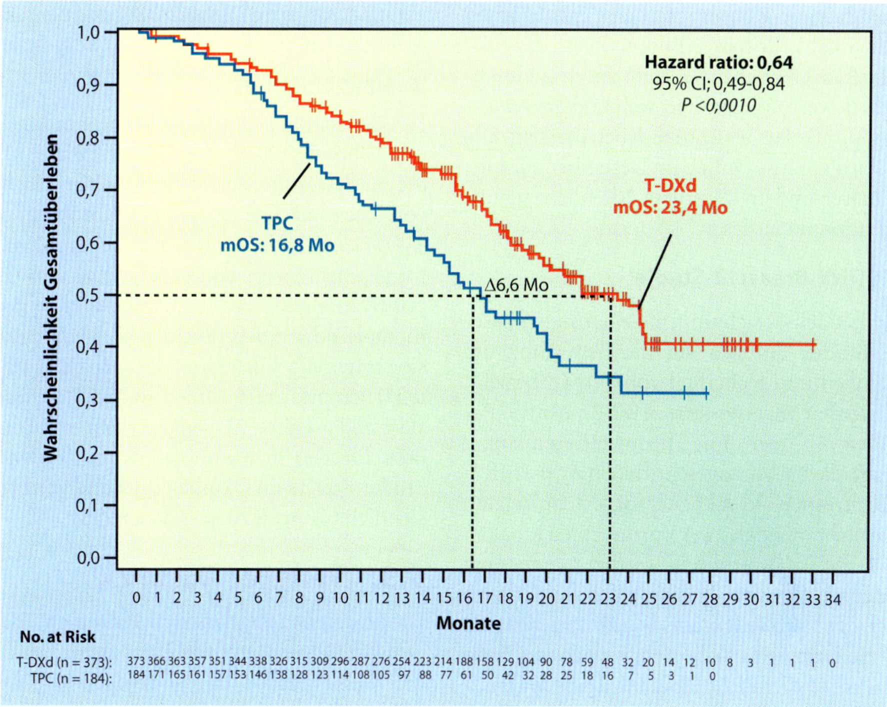

Abb. 5.2: Kaplan-Meier-Diagramm aus der DESTINY-Breast04-Studie, die das Gesamtüberleben aller Patienten des experimentellen Arms mit T-DXd-Gabe versus des Standardarms mit einer Chemotherapie nach Wahl des behandelnden Arztes aufweist (mod. n. [1]).

DXd erhaltenden Gruppe und 5,4 Monate in der Gruppe des Kontrollarms (*Hazard Ratio* 0,51; p<0,001). Das Gesamtüberleben war 23,9 Monate vs. 17,5 Monate (*Hazard Ratio* 0,64; p=0,003). In der Gesamtpopulation war das mediane PFS 9,9 Monate in der T-DXd-Gruppe und 5,1 Monate in der Standard-Gruppe (*Hazard Ratio* 0,50; p<0,001), das Gesamtüberleben war 23,4 Monate vs. 16,8 Monate (*Hazard Ratio* 0,46; p=0,001) [1].

Die Nebenwirkungsrate von Grad 3 oder eines höheren Grades war 52,6 % in der T-DXd-Kohorte vs. 67,4 % in der Chemotherapie-Kohorte. Eine interstitielle Lungenerkrankung (ILD)/Pneumonitis trat bei 12,6 % der Patienten auf, die T-DXd erhielten. 0,8 % starben an unerwünschten Ereignissen. Die Zulassung für diese Therapie wird im Jahr 2023 erwartet.

DESTINY-Breast06-Studie

In dieser Phase-III-Studie wird die Effektivität, Sicherheit und Toleranz von T-DXd verglichen mit einer Behandlung nach Entscheidung des Prüfarztes bei Patienten mit einer HER2-low-Situation, die Hormonrezeptor-positiv ist, geprüft. Geeignete Patienten mit einer metastasierten Erkrankung müssen einen Krankheitsprogress nach mindestens zwei vorhergehenden endokrinen Therapien aufweisen oder müssen innerhalb von 6 Monaten unter einer kombinierten endokrinen Therapie mit einem CDK-4/6-Inhibitor progredient werden. Diese Studie wird voraussichtlich im Juli 2023 ihren primären und im Juni 2026 ihren sekundären Endpunkt auslesen [2].

DESTINY-Breast09-Studie

Eine weitere Phase-III-Studie zu T-DXd ist die DESTINY-Breast09-Studie, die ebenfalls die Effektivität und Sicherheit von T-DXd evaluieren soll. Dabei werden auch hier Patientinnen in einer HER2-positiven, metastasierten Situation eingeschlossen, die entweder T-DXd alleine oder in Kombination mit Pertuzumab als Erstlinientherapie erhalten und mit einer konventionellen Therapie verglichen werden soll. Die Randomisierung erfolgt dabei 1:1:1 in die T-DXd+Placebo-Kohorte, T-DXd+Pertuzumab-Kohorte oder in die

Standardtherapie-Kohorte (Taxan + Trastuzumab + Pertuzumab). Primärer Endpunkt ist das progressionsfreie Überleben beurteilt durch ein unabhängiges Bewertungskomitee, während der sekundäre Endpunkt das Gesamtüberleben darstellt. Die Studie wird voraussichtlich im Dezember 2024 ihren primären und im Dezember 2029 ihren sekundären Endpunkt auslesen [3].

DESTINY-Breast12-Studie

Hierbei handelt es sich um eine einarmige Phase-IIIb/IV-Studie, die sich auf die Bewertung der Wirksamkeit und Sicherheit von T-DXd bezieht. Dabei werden metastasierte, HER2-positive Patientinnen mit oder ohne Hirnmetastasen eingeschlossen, die bei vorangeschrittenen Anti-HER2-Therapien einen Krankheitsprogress aufzeigten und die nicht mehr als zwei Vortherapien erhalten haben. Dabei ist Tucatinib als Vortherapie aus dem Setting ausgeschlossen. Die Patienten werden hinsichtlich des Vorhandenseins von Hirnmetastasen 1:1 in die jeweiligen Kohortengruppen zugeordnet. Das voraussichtliche Studienende ist für Januar 2024 geplant [4].

5.2. Ausblick zu Tucatinib

HER2CLIMB-05

HER2CLIMB-05 ist eine randomisierte, doppelblinde Phase-III-Studie zur Bewertung von Tucatinib plus Trastuzumab und Pertuzumab als Erhaltungstherapie vs Trastuzumab und Pertuzumab als Standardarm für HER2-positive metastasierte Brustkrebspatientinnen, die 4-8 Zyklen einer Standardtherapie (Trastuzumab + Pertuzumab + Taxane) zuvor erhalten haben und unter dieser Standardtherapie progressionsfrei blieben. Dabei werden die Patientinnen 1:1 randomisiert und erhalten zweimal täglich entweder Tucatinib oder ein Placebo jeweils in Kombination mit 21-tägiger Gabe Trastuzumab und Pertuzumab. Der primäre Endpunkt dieser Studie ist das vom Prüfarzt bewertete progressionsfreie Überleben, während zu den sekundären Endpunkten das Gesamtüberleben, die Zeit bis zur Verschlechterung der gesundheitsbezogenen Lebensqualität, das progressionsfreie Überleben hinsichtlich des Auftretens von Hirnmetastasen sowie die Sicherheit und pharmakokinetische Parameter zählen. Studienstart war im Mai 2022. Der primäre Studienendpunkt wird voraussichtlich im Oktober 2024 und der sekundäre Studienendpunkt im Juni 2027 ausgelesen [5].

HER2CLIMB-02

Hierbei handelt es sich um eine randomisierte, doppelblinde, placebokontrollierte Phase-III-Studie zur Bewertung der Wirksamkeit und Sicherheit von Tucatinib oder Placebo in Kombination mit T-DM1 bei Patientinnen mit inoperablem, lokal fortgeschrittenem oder metastasiertem HER2-positivem Brustkrebs, nach mindestens einer Vortherapie oder einem Rezidiv oder einer Progression innerhalb von 6 Monaten nach einer adjuvanten Therapie. Patientinnen werden 1:1 randomisiert und erhalten 21-tägige Zyklen mit Tucatinib oder Placebo in Kombination mit T-DM1. Die Studie startete im Oktober 2019 und wird voraussichtlich bis April 2024 andauern [6].

5.3. Weiterer Ausblick

Die beiden neu zugelassenen Therapien Tucatinib und T-DXd werden mittels der zuvor beschriebenen Studien neue Daten liefern, sodass wir für die differenzierten Therapiesituationen für unsere Patientinnen hoffnungsvolle Perspektiven aufzeigen. Weitere Substanzen, sowohl im Bereich der Tyrosinkinase-Inhibitoren als auch der ADCs (Antikörper-Drug-Konjugate), sind in der frühen Phase der Entwicklung und werden in der Zukunft weiter dazu beitragen, dass wir die metastasierte HER2/neu-positive Erkrankung chronifizieren können. So werden wir unseren Patientinnen jetzt und in der Zukunft mitteilen können, dass wir sie zwar nicht heilen, aber mit den neuen Therapien viele Jahre bei guter Lebensqualität erleben lassen können. Dieser positive Ausblick in die Zukunft setzt die großen Erfolge der bisherigen Therapien des HER2/neu-positiven metastasierten Brustkrebs fort und wird weiter dazu führen, dass diese initial prognostisch ungünstige Erkrankung in eine prognostisch günstige Erkrankung gewandelt wird.

5.4. Literatur

1. Modi S, Jacot W, Yamashita T, Sohn J, Vidal M, Tokunaga E, Tsurutani J, Ueno NT, Prat A, Chae YS, Lee KS, Niikura N, Park YH, Xu B, Wang X, Gil-Gil M, Li W, Pierga JY, Im SA, Moore HCF, Rugo HS, Yerushalmi R, Zagouri F, Gombos A, Kim SB, Liu Q, Luo T, Saura C, Schmid P, Sun T, Gambhire D, Yung L, Wang Y, Singh J, Vitazka P, Meinhardt G, Harbeck N, Cameron DA; DE-

STINY-Breast04 Trial Investigators. Trastuzumab Deruxtecan in Previously Treated HER2-Low Advanced Breast Cancer. N Engl J Med. 2022;387(1):9-20

2. Study of Trastuzumab Deruxtecan (T-DXd) vs Investigator's Choice Chemotherapy in HER2-low, Hormone Receptor Positive, Metastatic Breast Cancer (DB-06). https://clinicaltrials.gov/ct2/show/NCT04494425. ClinicalTrials.gov Identifier: NCT04494425

3. Trastuzumab Deruxtecan (T-DXd) With or Without Pertuzumab Versus Taxane, Trastuzumab and Pertuzumab in HER2-positive Metastatic Breast Cancer (DESTINY-Breast09). https://clinicaltrials.gov/ct2/show/NCT04784715. ClinicalTrials.gov Identifier: NCT04784715

4. Eine Studie zu T-DXd bei Teilnehmern mit oder ohne Hirnmetastasen, die zuvor fortgeschrittenen oder metastasierten HER2-positiven Brustkrebs behandelt haben. https://ichgcp.net/de/clinical-trials-registry/NCT04739761 bzw. https://clinicaltrials.gov/ct2/show/NCT04739761?cond=DESTINY+12&draw=2&rank=1ClinicalTrials.gov Identifier: NCT04739761

5. A Study of Tucatinib or Placebo With Trastuzumab and Pertuzumab for Metastatic HER2+ Breast Cancer. ClinicalTrials.gov Identifier: NCT05132582. https://clinicaltrials.gov/ct2/show/NCT05132582?recrs=ab&type=Intr&cond=Tucatinib&draw=3&rank=10

6. A Study of Tucatinib vs. Placebo in Combination With Ado-trastuzumab Emtansine (T-DM1) for Patients With Advanced or Metastatic HER2+ Breast Cancer. ClinicalTrials.gov Identifier: NCT03975647. https://clinicaltrials.gov/ct2/show/NCT03975647?recrs=ab&type=Intr&cond=Tucatinib&draw=3&rank=15

Index

Index

A

Antikörper-Drug-Konjugate (ADC) ... 50

B

Betreuungsmodell für onkologische Patienten ... 43

C

chromogene in-situ-Hybridisierung (CISH) ... 16
CLEOPATRA-Studie ... 24

D

DESTINY-Breast01-Studie ... 28, 29
DESTINY-Breast03-Studie ... 30
DESTINY-Breast04-Studie ... 48
DESTINY-Breast06-Studie ... 49
DESTINY-Breast09-Studie ... 49
DESTINY-Breast12-Studie ... 50
Diagnostik ... 16
Digitale Gesundheitsapplikationen (DiGAs) ... 43

E

EMILIA-Studie ... 26

F

Fluoreszenz-in-situ-Hybridisierung (FISH) ... 16

G

Grading, histologisches ... 16

H

HER2/neu-Rezeptor
- Aktivierung ... 14
- Entdeckung ... 12
- Prognose ... 14
- Struktur ... 13

HER2CLIMB-02-Studie ... 50
HER2CLIMB-05-Studie ... 50
HER2CLIMB-Studie ... 15, 35, 36
HER2-low-Expression ... 16
Hirnmetastasen ... 15, 45
Histopathologie ... 16

I

Immunhistochemischer Score (ICH) ... 48

K

Knochenmetastasen ... 46

L

Lapatinib
- Dosierungen ... 33
- klinische Daten ... 32
- Nebenwirkungen ... 33
- Wechselwirkungen ... 34
- Wirkmechanismus ... 32

Lebensqualität ... 42

M

Mammakarzinom
- Anti-HER2-Therapie ... 20
- Epidemiologie ... 13
- HER2-Überexpression ... 12
- Stadienverteilung ... 13

Meningiosis carcinomatosa ... 16
Metastasierungsmuster ... 15

O

Onko-Coaching ... 42

P

Palliativversorgung ... 45
Patient Reported Outcomes (PRO) ... 42
Pertuzumab
- Dosierung ... 24
- klinische Daten ... 24
- Nebenwirkungen ... 25

Phesgo ... 25

S

Stanzbiopsien ... 16

T

Therapiealgorithmus ... 37
Trastuzumab ... 20
- Dosierungen ... 23
- klinische Daten ... 21
- Nebenwirkungen ... 23

Trastuzumab Emtansin (T-DM1) ... 25
- Dosierung ... 26
- klinische Daten ... 26
- Nebenwirkungen ... 27

Trastuzumab-Deruxtecan (T-DXd)
- Ausblick ... 48
- Dosierung ... 30
- Nebenwirkungen ... 31
- Wirkmechanismus ... 28

Tucatinib
- Ausblick ... 50
- Dosierung ... 35
- klinische Daten ... 35
- Nebenwirkung ... 36
- Wirkmechanismus ... 35

Tyrosinkinase-Inhibitoren ... 50

Z

ZNS-Metastasierung ... 15